Nursing
BUSiNESS
チームケア時代を拓く
看護マネジメント力UPマガジン
2021年春季増刊

スタッフの
倫理的感受性を育てる

多職種カンファレンス
を進め
倫理的ジレンマを
解決する

看護管理者のための

臨床倫理・組織倫理入門

編著◉清水哲郎

JN073706

メディカ出版

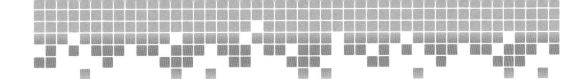

はじめに

　「看護管理者のための臨床倫理をテーマとする特集号を出したい」というお話をいただいて、雑誌の増刊号とはいえ１冊まるごとこのテーマだというと、私の感覚では原稿をあつめるのに１年、出すのに１年かかると思ったのですが、全部で半年もかけずに出すということで驚きました。驚いたものの編集者が出す気でいると分ったので、内容について考えはじめました。

　当初は、副題のようにして「看護管理者として意思決定支援するには」といった言葉がついており、これはここのところしばしば依頼される患者本人や家族の支援のことではなく、スタッフの倫理的意思決定の支援のことだなと分かったのです。と同時に、本年度の医療・ケア関係の管理者は、組織としてCOVID-19拡大防止に取り組む中で、住民の健康といのちを護る責務、また組織に属するスタッフをサポートする、組織の健全な持続と発展を目指すといった組織としての倫理に関して、通常をはるかに超えた厳しい状況におられるだろうとも思ったのでした。かつ、認定看護管理者養成の３つのレベルを進んでいくと、倫理に関しても組織をどうマネジメントするかということになっていくことは知っていましたので、浅学非才を顧みず、また時間的余裕のなさを忘れて、臨床倫理と組織倫理にまたがるテーマにしようと思ってしまったのでした。

　幸い、多くの部分はインタビュー、対談、座談会といった企画にして、声を書にまとめる編集側の力技を見せていただけるとのことでしたので、私はこれはと思う看護部長さんたちをはじめとする現場の看護管理者を選べばよかったのです。まずは、初めてお会いしてから連携がもう35年間になろうという石垣靖子先生を柱とし（第１章）、倫理に関わる活動で知り合った方々を思い浮かべつつ、ご協力いただきたい方をリストアップしましたところ、結果として皆さまが「石垣つながり」だったのでした。幸い快くご協力いただきましたので（第3、4章）、後は私が無謀にも手を広げた概説（第２章）を通常に反したペースで脱稿できればなんとかなるということになり、現在、なんとかなりそうな成り行きです。なお、臨床倫理の事例検討については、現在別の書籍（近刊、本書112頁参照）を用意しておりますので、そちらも併せご覧いただければ、看護管理者の倫理の全体像が見えるかと思います。

　振り返ってみれば、ご協力いただいた看護管理者の皆さまには、COVID-19が収束に向かう目途もたっていない状況でご無理をお願いしたなと反省し、そういう中で日本の各地で厳しい状況にある看護管理者の皆さまに「力づけられる話・未来が明るく見える話」をお届けしたいとご協力くださったことに、ただただ感謝あるのみです。

　この特集号により、各地の皆さまとの交流の輪、そして医療・ケアの質の向上のための協働の輪が広がることに期待しています。

2021年2月

清水哲郎

ナーシングビジネス

2021年
春季増刊

スタッフの倫理的感受性を育てる
多職種カンファレンスを進め倫理的ジレンマを解決する

看護管理者のための
臨床倫理・組織倫理入門

CONTENTS

編者・執筆者・協力者一覧

■ 編著

清水哲郎
岩手保健医療大学　臨床倫理研究センター長【はじめに、1章、2章、3章】

■ 執筆者・協力者 (掲載順)

石垣靖子
北海道医療大学　名誉教授【1章】

菅原秀子
特定医療法人盛岡つなぎ温泉病院　副院長兼看護部長【3章】

高屋敷麻理子
岩手県立大学看護学部・看護学研究科　講師【3章】

出村淳子
金沢大学附属病院　副看護部長【3章】

濱口惠子
医療法人社団誠馨会 新東京病院　副院長・看護部長【3章】

高橋弘枝
公益社団法人大阪府看護協会　会長【4章】

田渕典子
社会医療法人石川記念会 HITO 病院　副病院長【4章】

小藤幹恵
公益社団法人石川県看護協会　会長【4章】

江口惠子
社会医療法人博愛会 相良病院　顧問（前副院長・総看護部長）【4章】

山岸紀子
組合立諏訪中央病院　看護部長【4章】

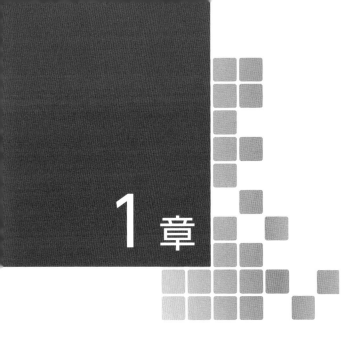

1章

対談：石垣靖子 × 清水哲郎

ケアと倫理、そして看護管理者に期待されること

石垣 靖子 × 清水 哲郎

ケアと倫理、そして看護管理者に期待されること

倫理的実践とは、倫理を学んで初めて実現できるもの——現場ではそうした理解があるが、「しっかりとケアを行えば、それはすでに倫理的実践となっている」と石垣、清水の両氏は説く。本書の幕開けとして、あらためてケアと倫理の関係を考えてもらった。

実践家と哲学者の出会い、そこから生まれたもの

石垣 清水先生との出会いは、これまでさまざまな場で語ってきましたが、私にとってはその度に初心に返るよい機会となっています。この場をお借りして、もう一度振り返ってみたいと思います。

清水 最初の出会いは1986年に、石垣先生が看護部長を勤められていた東札幌病院に患者家族として訪ねたときですから、30年以上に亘るおつきあいになりますね。初診時、待合室で待っていましたら、石垣先生がわざわざごあいさつに来てくださって、これが石垣先生との初めての出会いでした。後から、すべての外来患者に看護部長自らあいさつに出向かれることを知って敬服したのを覚えています。

人生のなかで印象に残っているシーンはいくつかありますが、この出会いもその1つです。そのときのたたずまいや石垣先生の表情は、今でも思い出されますね。

東札幌病院には、東京でがんの治療をしていた妻が、私の赴任していた札幌に来ることになって治療の継続のために紹介状を持って受診したわけですが、いろいろとご相談するなかで石垣先生との交流が深まっていきました。やがて、私が哲学を専門としているということで、東札幌病院で行っていた職員向けの倫理セミナーの講師をお願いされました。話してみたところ波長があったのか、次はこのテーマでとお願いされるようになり、気がつけばレギュラーとなっていましたね。当時、東札幌病院が緩和医療学会の設立に向けて牽引役と

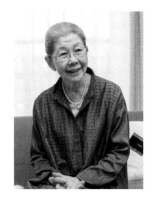

石垣 靖子
（いしがき・やすこ）
北海道医療大学名誉教授。1960年、北海道大学医学部附属看護学校卒業。同医学部附属看護学校教務主任、同医学部附属病院副看護部長などを経て、1986年、ホスピスケアを専門に行う東札幌病院に勤務。看護部長、副病院長、理事を歴任する。2004年、北海道医療大学大学院看護福祉学研究科教授。2016年より現職。1992年、社会のために有意義な活動を続け、功績をあげた女性に贈られるエイボン女性大賞受賞。2014年日本がん看護学会学会賞受賞。患者、家族に身近な存在として、長年、ホスピス、緩和ケアに携わる。主な著書に『ホスピスのこころ―最期まで人間らしく生きるために』（大和書房）、共著『臨床倫理ベーシックレッスン―身近な事例から倫理的問題を学ぶ』（日本看護協会出版会）など。

して動いていたこともあり、だんだんと1病院のセミナー講師から全国的な集まりでも話すようになり、緩和医療学会の立ち上げに際しては人文社会系代表の理事に就任したりと、いつのまにかこの世界に引き込まれていました（笑）。

石垣　清水先生との出会いは、振り返ると"化学変化"ともいえる経験でした。当時はがんの告知もあまり行われていない時代で、東札幌病院では、「お孫さんの小学校入学までがんばりましょう」など、あいまいな表現ながらも、予後や病気のことをご本人にお伝えするようにしていました。ただ、その頃から「告知」という言葉に違和感を覚えていまして、それは上から目線で告げるとのイメージがあって、患者さんへの伝え方は、そんなものであってよいのかとモヤモヤした気持ちを抱いていました。このモヤモヤの正体を明らかにしてくださったのが清水先生の言葉です。これは先生が定期的に行っていた「倫理セミナー」のなかにあった言葉を当時メモしたものですが、『知らせるということは伝える側が掴んでいる事実をそのまま告げることではない。聞く側が持っている言語によって適切に状況を把握できて、はじめて知らせたことになる』と表現されていました。これだと思いました。すなわち、聞く側の言語をどれだけ尊重するか、それは単に言葉という意味ではなく、その人が置かれている状況、その人の価値観、文化、そして何を望んでおられて、これからどのように生きたいと思っておられるのか。そうしたことを理解しようとしたうえで、対話を重ねていくことが極めて重要であることを整理して示してくださいました。患者さんに伝えるとはそういうことなのだと、本当にストンと腑に落ちたことを覚えています。

　その後、1990年に日本医師会生命倫理懇談会がインフォームド・コンセントを「説明と同意」という言葉で表現したのですが、この「説明と同意」が一人歩きして、いまだにインフォームド・コンセントとは医師が説明して患者が

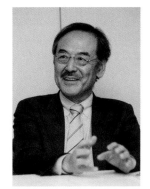

清水 哲郎
（しみず・てつろう）
岩手保健医療大学臨床倫理研究センター長。1969年、東京大学理学部天文学科卒業後、哲学を志し東京都立大学、同大学院に進む。1977年都立大学助手、1980年北海道大学講師、1982年同大学助教授、1993年東北大学助教授、1996年同大学教授、2007年東京大学大学院人文社会系研究科上廣死生学・応用倫理講座特任教授。2017年岩手保健医療大学学長。2021年より現職。専門分野は哲学・倫理学、特に西欧中世における言語と倫理の哲学・キリスト教思想史。80年代後半から、医療の専門家と対話しつつ進める〈医療現場に臨む哲学〉を試み、やがて臨床倫理学と臨床死生学の交差する領域で実践的研究を進めるようになった。主な著書に『医療現場に臨む哲学』『医療現場に臨む哲学2 ことばに与る私たち』（勁草書房）。『高齢社会を生きる—老いる人／看取るシステム』（編著東信堂）、共著『医療・介護のための死生学入門』（東京大学出版会）、共著『臨床倫理ベーシックレッスン—身近な事例から倫理的問題を学ぶ』（日本看護協会出版会）など。

同意するという単純すぎる理解をされていることがあります。これにも大きな違和感を覚えました。「説明と同意」とは、説明する側が主役になります。医療において医療者が主役になるのは特殊な状況のときだけで、言うまでもなく主役は医療を受ける人たちです。インフォームド・コンセントについては、倫理セミナーのテーマに上げて話し合い、インフォームド・コンセントについてのガイドラインを倫理委員会で作成しました。インフォームド・コンセントの本質、すなわち医療者は患者さんからインフォームド・コンセントを得るのだという確認においても、清水先生が考え方や表現の整理を手伝ってくださり、このような、私たちが日常行っている患者さんの意思決定を支えるプロセスのあり方を「情報共有-合意モデル」（56ページ参照）として概念化してくださいました。

　思い返せば、倫理セミナーではQOLについての話し合いにもっとも時間をかけました。緩和ケアの目標は、「患者とその家族にとってできる限り良好なQOLを実現することである」とWHOが定義していますが、当時、QOLという言葉の使い方や理解が職種によって、また人によって異なっていて、あいまいな使われ方がされていることが気になっていました。カンファレンスなどで「この人にとってのQOLは……」と話し合っても、参加者それぞれでQOLの理解が異なっていては同じ方向を向いてケアは提供できません。医療の目的がQOLを高めることだとすれば、スタッフ間でのQOLについての共通理解は必須です。ここにはずいぶん時間をかけました。当時発表されていたアメリカやカナダのQOL研究、あるいはQOL評価表の検討なども行いました。

　清水先生が、『医療現場に臨む哲学』（勁草書房）というご著作のなかでQOLについて詳細に説明をされています。すなわち、医学的QOLの評価は環境の評価であり、その人の人生のチャンス、ないし可能性、あるいは選択の幅がど

れほど広がっているか、言い換えればどれほど自由があるかという表現で
QOL を整理してくださっているのですが、このように明快な言葉にしていた
だけると、私たち医療者は日常的に使う言語についての共通理解を持つことが
できます。これは極めて重要なことでした。実践家と哲学者——言葉の専門
家——が出会うことによって、現場で感じるモヤモヤが整理され、何よりも、
単に回答を与えるのではなく、一緒に考えて納得へと導いてくださって、医療
者間で言語について共通理解を持てるようになったことは、冒頭申し上げたよ
うに、まさしく "化学変化" というべき体験でした。

清水　今、おっしゃっていただいたことを私の立場で言うと、石垣先生をはじ
めとする東札幌病院の現場のスタッフの方々と出会えたことは、私の人生に
とっての大きな分岐点でした。哲学・倫理学の専門家として大学で教鞭をとっ
ていましたが、哲学は、書籍を読み解くだけでなく「おまえはどう考えるのか」
と自らに問うものです。当時、生命倫理は新しい領域として注目され、QOL や
SOL（Sanctity of Life：生命の神聖さ）、安楽死などの議論が盛に行われてい
ました。でも、私は生命倫理に飛びつく傾向に同調できませんでした。という
のも、哲学特有の思考法を安楽死などの問題に応用して、自分は手を汚さず、
高みから論評するような、机上の学問というか、そうしたあり方が嫌だったの
です。

　生命倫理の文献を読んだりはしていましたが、考えるための適切な場がない
という感じでした。それが東札幌病院のみなさんに出会い、現場のことを教え
ていただくことで、誰かが書いた書物ではなく、実践という価値ある書物が与
えられたと感じました。医療者が考え、悩み、動いて、患者の人生・生命に関
わる。そうした場に同行させていただき、「おまえはどう考えるんだ」と問われ
ているように感じ、私の背景は哲学で、そこで受けた訓練は言葉自体に注目す

ることや論理的な構造を考えるといったことであり、医療現場で実践するみなさんとは異なる学問上の訓練を受けていました。石垣先生は化学変化と表現してくださいましたが、そうした異質な訓練が役立ったのかなと思っています。

　実践者の方々との出会いは、本当に幸運なことでした。現在では、生命や医療の倫理を実践の場で考える研究者も増えてきましたが、残念ながらまだまだ少数派です。言葉は悪いですが、観念的で上から目線の議論している学者を見ると、私たちには実践者の活動を言語化するぐらいしかできないんだぞと言いたくなります（笑）。

石垣　臨床倫理セミナーが全国各地で行われるようになってきて事例検討を今も続けることができているのは、清水先生が私たちと同じ目線で一緒に考えてくださることが大きいと感じています。同じ目線でありながらも、私たちがどうしても臨床の枠のなかで考えてしまうことを、「普通の人」の視点で発言してくださって、ハッと気づかされることが何度もありました。学識者と実践者では、どうしても学識者がリードする構図となりがちですが、そんなことはまったくなく、解決に向けて一緒に考え・悩んでくださる清水先生と出会えたことは、私たち実践家にとってもありがたいことでした。

清水　少々面映ゆいですが（笑）、お互いにとってよき出会いだったということですね。

石垣　また化学変化という言葉を使うと、医療者間で話し合っているところに、普通の方々の感覚での意見が入ると気づかされることが多いものです。清水先生は、そうした普通の感覚を持ち合わせ、そのうえに哲学的な思考トレーニングもされているので、先生の存在が私たちを支えてくださったと感じています。実践を尊重してくださいますが、対等な関係でおつきあいくださったのが、お互いに受け入れられる関係の土台となったのだと思います。

清水　過分な言葉をありがとうございます（笑）。私からすると、事例検討に参加させていただくと、石垣先生が私には思いもつかないような角度からの切り口でご意見をおっしゃって、「言われてみればそのとおりだ」と感じ入ることがよくありました。重ねてきた実践からの洞察力あふれたご意見には、熟練者がメスでスッと切り開くような切れ味を感じました。

　どうすればこのように物事を見られるようになるのだろうか──もちろん熟達が必要で、新人の看護師さんが石垣先生のように見通せるわけはないのですが、このように考えるという方法論を積み重ねていくことで、近い地点に達することができるのではないかと考えました。それが形となったのが「臨床倫理検討シート」です（78ページ参照）。

　熟達者のようにスパッと答えは出なくても、検討シートを使って一歩一歩進んでいくことで、同じ場所にたどり着けるのではないかと思ったのです。

石垣　先生とお会いしたときは看護部長としてトップマネジメントに携わっていましたが、可能な限り現場に近いところに身を置くことを心がけていました。患者さんにお目にかかってお話したり、自分でもラウンドしたり、ただ話を聞くだけでは終わらないこともたくさんあって、一緒になって考えたり、悩んだり、苦しんだり──先生がそのように感じてくださったのは、臨床の場に身を置いていたことによるものだと思います。

　現場の近くにということを心がけると、看護管理者としてもスタッフとのコミュニケーションもスムーズになりますし、私が患者さんから感じ取ったことをスタッフに伝えるというサポートもできます。あるいは、スタッフが相談してくれたり、SOSをすぐキャッチできたりとさまざまなメリットがあります。感性を鈍らせないためにも、看護管理者の方々には、できるだけ現場に近くいることをお勧めしたいですね。

清水　もう少し付け加えると、特に若い看護師さんは正義感が強いのは良いのですが、良い人/悪い人と単純に二項対立的に捉えてしまう傾向があるように思われます。事例検討でも、なぜ医師はもっと患者の立場になって考えてくれなかったのだろうなどと単純に批判してしまう。そんなとき石垣先生が「医師の発言から、非常に辛い状況で患者さんのためにできるだけのことをしたいと考えておられると感じられるのね。一番辛いのは医師なんだと思うわよ」ということをおっしゃって、そういう意見に触れることで若い看護師は、単純な正義感を振りかざすばかりではなく、相手の立場を考慮することを学ぶのだと思います。いろいろな立場から物事を見られることが、事例検討の場を広げることにつながると感じています。

分かつことができないケアと倫理の関係性

清水　ところで、私が倫理セミナーに呼ばれる前からも、東札幌病院には倫理を考える文化があったと思いますが、それはどのように培われたのですか？組織文化の改革を考えている看護管理者の方々には、石垣先生のご経験は大きなヒントになると思います。

石垣　それは当時の院長の影響が色濃くあって、社会的視点から医療を考えることを重要視していたのです。カンファレンスでは、この術式はどうだったか、この患者さんにはどのようなケアが必要かといったことも話しますが、それはカンファレンスの重要な部分ですがすべてではありません。私たちは、カンファレンスの話し合いで社会的な視点から検討することが根付いていたように思います。つまり、医療を受ける人たちはお一人おひとりが社会的存在なのです。皆で集まり、真剣に話し合うという文化はありましたが、振り返ると未熟

なところもあり、そこに清水先生が入ってくださったことで物事が整理されるようになりました。もともと病院にそうした土壌があり、清水先生との出会いがあり、重なりあって進化していったのだと思います。

清水　もともとの風土があって、そこに私がうまくはまったのですね（笑）。倫理を学びたい、倫理的実践ができる看護部にしたいといった希望を聞くことがあります。こうした言葉を聞くと、何かケアと倫理を別々のこととして考えているような感じがします。たしかに、倫理には原則として、相手を人として尊重することと、相手の害にならない・益になるようにすること、そして、社会的にも適切であることと3つを挙げて説明します。私はこれらを「人間尊重・与益・社会的適切さ」と呼んで3つの倫理原則と考えていますが、これらはケアとは別のものではありません。

　ケアとは何かと考えてみると、相手の気持ちを理解する、意向を尊重するといった態度はケアの一側面であり、また、ケアは相手の最善を目指して行うものです。さらに、ケアは看護師個人の考えで行うものではなく、社会で行う事業のフロントラインで患者に向き合って行うものです。つまり、社会として行うケアのあり方を、ケア実践する者の目線で表現したものが3倫理原則なのです。

　ことさらに倫理原則と言うと、まるで、正しいケアを実施するには、原則を参照しながら倫理的に正しいか確認しながら行わなくてはならないようなイメージがありますが、そういうものではありません。ケアと倫理は別々に存在するのではなく、ケアをきちんと行えば、自然と倫理的になるのです。相手のためにケアを行いたいと思えば、実はそれが倫理的な思考となっている。要するに、倫理原則とはケアを言語化、構造化したものなのです。意外と誤解が多いところですが、ここはしっかり認識していただきたいところです。こういう

わけですから東札幌病院でもそうでしたが、石垣先生との臨床倫理セミナーでは、ことさらに倫理という言葉を強調する場面はないですね。

石垣　倫理セミナーなのに、倫理という言葉はあまり登場しないですね（笑）。

清水　「この患者さんにどうしてさしあげればいいのだろう」「このような希望をおっしゃっているが、どうすれば実現できるのだろう」などと、一人ひとりの医療者が考えれば、それは倫理原則を体現していることになります。

　さきほど、私と出会ったことでカンファレンスが進化していったとおっしゃってくださいましたが、医療者の方々に私が「相手の意思を尊重しましょう」などと偉そうに言う必要はまったくなく、医療者がご自分の役割を普通に果たしておられれば、すでに倫理原則を自らの姿勢として体現しているのです。実は、すでに倫理について考え、実行しているのです。もし、体現していないとすれば、そもそもケアになっていないことになるはずです。私が医療者に教えるのではなく、医療者が行っていることを記述すれば、こうした原則が見えてくるということなのです。

多職種の力を上手に借りる

石垣　もう一つ、東札幌病院ではチーム医療が機能していたというのが、ケアを考えるうえで非常に大事だったと思います。優秀な MSW がいたり、優秀な薬剤師がいたり、優秀な栄養士がいたり、もちろん医師もです。看護だけでなく、多職種が一緒になって考えるのが当たり前に行われていて、それがケアの質を高めるうえでとても大事なことでした。今、チーム医療の重要性が盛んに言われますが、有機的なチーム医療の実践はなかなか難しいのではないでしょうか。私は当時、副院長でしたから、医師も MSW も薬剤師も栄養士も、すべ

ての職種が教育研修の対象でした。看護師だけでなく、すべての職種が一緒に成長しようという雰囲気がありました。そうしたなかで、各専門職がしのぎを削るといいますか、看護師の専門性とは何か、MSWや薬剤師の専門性とは何かなどと、実際に言葉には出しませんがカンファレンスや日常の医療のなかで、お互いに敬意を表しながらも、「あなたの専門性とは何か」と問うているような真剣さもありました。それがよいケアにつながっていったのではないかと思います。

　看護管理者は、多職種のチームの在り方について考えることも大切だと思います。

清水　最近では多職種連携とよく耳にしますが、石垣先生の実践を拝見しているので、私は昔から当たり前に行われているでしょうと思ってしまうのですが（笑）、ほかの病院の様子を見ると、なかなか難しいものなのだなと認識を新たにします。あの頃、東札幌病院は優れたMSWの方が多数いらっしゃいましたよね。単に「このような社会資源が利用できます」と紹介するだけでなく、看護師と協働しながらソーシャルワーカーの専門性を発揮していましたし。

石垣　本当にそうでした。

清水　やはり院長だったり看護部長だったり、管理者の立場にある方が、各職種が専門性を発揮しつつ互いに連携するように支援するか、あるいは自分の業務だけしていればよしとしてしまうかで、大きく変わりますね。

石垣　東札幌病院のMSWは、心理社会的なケアの専門家でした。オンコロジー・ソーシャルワーク（がん患者とその家族への相談援助、心理社会的支援）の基盤を創った人たちでした。そうした専門家の力を借りることで、一人の人間を多面的に見る・考えることができ、それが医療のアウトカムの向上につながっていたと思います。他職種の力を上手にまとめるというのは、看護管理者

にとって大切な視点だと感じます。それには、お互いの職種に敬意を払いながらも、真剣に意見を交わせるような環境作りがカギになると思います。

倫理の魅力・面白さ——カンファレンスで倫理的感性を育む

石垣　少し話が戻りますが、先ほどの清水先生の倫理原則のお話に関することで、私が東札幌病院に移って間もなくの頃から、「ペイシェントからパーソンへの挑戦」を目標にしてきました。一人の人間ががんを患い、進行し、いずれ最期の時がくる。こうしたプロセスを一緒に歩むには、患者としてではなくて一人の人間として接しなければできません。もちろん、患者と医療者という関係はありますが、一人の人間として向き合うという関係でなければなりません。これは、先生のおっしゃる人間尊重の倫理原則の基本をなすものだと思っています。ですから、カンファレンスでも病態は基盤にありますし、薬剤の知識も必要です、生物学的な問題への対処も大事。だけど、一人の人間として尊重する姿勢がないと医療にはならないのです。あらためて人間尊重の倫理原則と言わなくても、実践のなかで自然に考え、患者としてだけでなく人間としてみる視点を養う。原則に沿って倫理的に医療を行うのではなく、先ほど清水先生がおっしゃったように現場で行っていることを抽象化する、言語化する、構造化したものが倫理原則ですから、3つの倫理原則は、私たちにとってすんなりと受け入れられ、ストンと腑に落ちることでした。

清水　あまり倫理と強調してしまうと、ただでさえ忙しいのにそのうえに倫理的な関わり方を考えなくてはならないのかと辟易する方もいるかもしれません。そうではなく、これまであなたが看護師として一生懸命行ってきたことは倫理の面からみても意味のある行動となることを示したのが3つの倫理原則で

あることを理解していただきたいですね。「この患者さんの最善とは」と考えることは、すでに倫理的検討となっているわけです。

石垣　たしかに倫理と強調してしまうと、難しい、堅いと敬遠する方もいらっしゃいます。倫理の魅力や面白さを理解してもらうには、やはり事例検討やカンファレンスが一番だと感じます。そこでは、一人ひとり異なる人間のことを話し合います。置かれている状況も違えば、病態も違い、考え方もそれぞれです。地域性の違いもあるでしょう。目の前にいる一人の人間としての患者さんに対して、どうすればよいケアを提供できるのかということを何度も事例検討やカンファレンスを重ねて考えるなかで、倫理的な感性というのは身についていくものだと思います。実際に関わっている患者さんや事例を通して知った患者さんに対しての最善を考えることは、倫理的行動そのものです。事例検討やカンファレンスを誠実に積み重ねていくことが、臨床に倫理を根付かせるために非常に大切なことだと思います。カンファレンスのなかで、この人にとって何が一番よいことか、何が必要なのか、どうすれば QOL を向上させられるのか、希望に添えるのかといったことを考える経験を重ねていくことで医療者に必須の倫理的感性が身についていくのだと思います。

　実は、これは多くの病院で日常的に行われているはずなのですが、残念なのが、本質的な部分ではなく、たとえば治療法の検討など表層的なところで検討が終わってしまうケースが多いように感じています。「この人にとって、この家族にとっての最善は」と考える習慣が身につくと、事例検討やカンファレンスは感性を育む機会になりますし、何よりも看護あるいは医療という仕事がより面白くなってくるはずです。私は、事例検討やカンファレンスは医療者を鍛える場だと考えています。そうした場でスタッフは倫理的感性を身に付けてきます。看護管理者の方々には、表層で終わらせず、「この人に私たちができる最

善」を考える場にする努力を、ぜひしていただきたいと思います。

清水　私は現在、学長として看護師の卵の教育に携わっています。看護学では知識や技術を教えますが、同時にそれらを生かす姿勢・気持ちも育てるため倫理にかかわる科目も複数設けました。それらについては私が直接教えることもあります。その際に、ケアしようとする姿勢ないしなんとかしてあげたいという気持ちの原点にするのが、多くの人類学者に共通の次のような見解です。すなわち、人間は苦しんでいる仲間を見ると、かわいそうという情が生じ、放っておくことができずに何かしてあげなくてはという気持ちになるという遺伝的性格が備わっている、というのです。このような性格を、現在まで生き残った現代人である私たちが共通にもっているということは、この性格が総じていえば生存競争において有利に働いたからだと言えます。

　もともと備わっている辛そうな仲間を見ると、かわいそうという情が湧き、援けようという気持ちになるという性格は、進んでケアする姿勢の萌芽だと言えましょう。しかし、このままで良いのではなく、他の情動も同様なのですが、こうしたケアに向かう情や素朴な気持ちは理性的にコントロールされたものへと陶冶される必要があります。看護学教育はその陶冶の過程だと言うことができるでしょう。

石垣　先生がおっしゃられたことは、組織を考えるうえでも大切なことだと思います。私たちは一人で生きることはできません。社会生活で自然に感じる相手を慈しむ、困っていれば放っておけないなどの気持ちを、スタッフ同士でも表出し合うということが組織を構築するうえで非常に重要だと感じます。そこでは、やはりリーダーである看護管理者が率先して、スタッフに関心を持って接することがポイントとなります。

　清水先生がおっしゃる人のいのちの二重の見方（60 ページ参照）における、

「物語られるいのち」を私はとても大切にしています。それまでの相手の人生に関心を持つことでよいケアにつながっていったという例がたくさんあります。この「物語られるいのち」は何も患者さんだけでなく、スタッフ一人ひとりにもあるものです。そこに関心をもって愛おしむ、慈しむのが、チームを作るうえでリーダーである看護管理者に求められる大切な役割です。

　特に今は、コロナ禍のなかで組織内のコミュニケーションが断絶、分断されている状況がありますので、いろいろな場面でリーダーが言葉や態度に表していくのがとても重要になっていると思います。これはコロナ禍だから必要ということではなく、本来的にも、組織の構成員がお互いに思いやる関係は、組織にとって非常に大切なことです。これは自然発生的に生まれるのではなく、意図的に取り組むことによって培われるものです。もともと人間として備えている慈しみの情を素直に出し合えたら、組織づくりに多いに役立つのではないかと、今の清水先生のお話を聞いて思いました。

共通の価値観を持つ組織をどう作るか

石垣　組織づくり──組織風土を作るのは看護管理者の役割だと思いますが、私自身はもともと皆で考えるという組織風土があったことと、やりたいと思うことをやらせてもらえたという環境であったなど恵まれていた部分があったのは否めませんが、もっとも大切なのは、先ほど述べましたように、看護管理者がどれだけ患者さん・ご家族の傍にいられるか。これは実際にケアを行うという意味ではありません。患者さん・ご家族に関心をもつということです。そして、同じようにスタッフについても関心をもつ。そこがとても重要です。これはよく管理者の方々に言うことなのですが、職位が上がるごとに自由度は広が

るのです。スタッフでできなかったことが主任になったらできる、主任でできなかったことが師長になればできる、師長でできなかったことは看護部長でできる。職位が上がるということは、「こんな看護がしたい」「こんな看護師を育てたい」と思っていたことが実現できる立場になるということです。

　管理者が患者さん・ご家族に関心をもつ、スタッフに関心をもつことは、倫理と離れた話ではなく、管理者としては非常に大事ですし、そういったことが共通の価値観・言語を培っていくのに大いに役立つと考えています。

清水　臨床倫理的な問題は、スタッフが患者さん・ご家族にどう向き合っていくかという場面で生じるものですが、管理者になるとベッドサイドの場面だけではなく、たとえば、人手が足りないときにケアの質を保つためにシフトをどうやりくりするかといったマネジメント面についても倫理を考えなくてはならなくなります。実は臨床倫理的な考え方はさまざまな場面に適用できるものです。組織として必要なことと患者さんのために必要なことの間で、看護管理者がジレンマに直面することはよくあります。スタッフが疲れているから休ませたい。でも、そうすると人手が足りないので、十分なケアを提供できなくなってしまう。このようなジレンマ状況を整理して考えることは、狭間で悩み、ともすれば傷つくこともある管理者たちの倫理的感受性を救う効果もあります。看護管理者を悩ませる問題は、制度的なものだったり、あるいは慢性的な看護師不足だったり、個人レベルでは解決できない性質のものも少なくありません。こうした、いわば「看護師としての私」と「組織の一員としての私」との要請の間で生じる対立は、管理者特有のジレンマかと思います。詳しくは、次の章で考えたいと思います。

　看護管理者のジレンマは、正面から語られることが少ない印象がありますが、実際はどうでしょうか？

石垣　いえ、看護管理ではそんな問題ばかり生じます（笑）。私の看護管理者時代を振り返ると、退職者は出るけど新しい人が来ない、医師と看護師とのトラブル、経営上の課題——毎日なにかしら問題があったように思います。ですから、管理者としての自分が拠って立つところを確立しないと、問題に振り回されるばかりになってしまいます。「私の拠って立つところはここ」という部分を大切にし、スタッフそれぞれの拠って立つところも尊重する、それは、管理者としての根っこにもなるように思います。

清水　一口に看護管理者といっても、師長から部長、あるいは認定看護管理者であれば、ファーストからサードまで研修内容もさまざまですが、それだけ看護管理者の業務は複雑ということでしょうか。

石垣　医療職のなかで管理職教育が確立しているのは、実は看護師だけではないかと思います。医師にも薬剤師にも、そのような教育は少ないのではないでしょうか。看護師に管理者教育があるのは本当に大切なことで、いい時代になったと思います。

　私が管理職になった頃は、それこそ見様見真似で経営管理も一般書で勉強して、ドラッカーの著作などを紐解いて、経営とは、管理とは、などとほかの業種から学び、あるいは優秀な看護管理者を見習いながら体で覚えていくという時代でした。今は、認定看護管理者のコースもありますし、リーダーシープやコーチングなど、管理者の資質を養う場がたくさん用意され、裏返せば、それだけ看護管理者への期待が大きいのかなと思います。

清水　例えば、看護部長になれば他職種にとってもよき管理者であることが期待されますよね。

石垣　セクショナリズムが強い病院もありますし、そのあたりは病院の考え方によって異なりますね。私は比較的早い時期に副院長になりましたが、看護師

だけでなく事務職員も含めて病院全体でいい組織づくりを進めていくという役割を持たされていました。

　患者さんからすれば病院という一つの組織ですから、治療のことは医師、薬のことは薬剤師、食事のことは栄養士とバラバラに接してしまうと戸惑いますし、ケアの質という点でも非常にもったいないと思います。その患者さんに関するケアの目標をチームメンバー間で共有するということです。組織の土台となるのが理念で、それが共有されているかということにつながっていると思います。私の副院長時代は、職員のなかに理念を内面化すること、身体化することが一番の仕事だったように感じます。それは職種間で共通言語や共通理解をもつことにつながりました。

　そういう意味では、病院全体における役割をもたされる位置に就くことは大きな意味がありますし、期待に応えることが大事だと思います。

清水　共通理解、共通言語をもった組織をつくるコツはありますか？

石垣　管理者それぞれでやり方は異なると思いますが、今や病棟にも担当の薬剤師や栄養士がいるようになって、多職種でチームを組むことが当たり前になっています。特別なことと思わず、普通にチームで考え、チームで対応する看護師長さんが増えてきたように思います。

　再度申し上げたいのが、カンファレンスの重要性です。ちょっとの時間でよいので、患者さんについての話し合いを多職種で続けていくことがとても大事です。それが共通の価値観、共通理解を培うことにつながります。

清水　看護職には昔から看護倫理がありました。大きく違うわけではないのですが、多職種で一緒にカンファレンスを行うとなれば、臨床倫理としたほうが他職種のスタッフが参加しやすくなるでしょう。次章で紹介する「臨床倫理検討シート」も、普段からこのシートを活用していれば、たとえば20分という

制限があるなかでカンファレンスをしなければならない場合、考える順序を共有しているため、口頭でも「この患者さんの最善のために」ということを多職種でスムーズに話し合うことができます。多職種で使うツールとして、ぜひ活用していただきたいと思います。

石垣　共通の言語、価値観を養うために、ツールは本当に大事です。

　もう一つ、私が行ってきたことでとても大事だったなと思うのが、研究をし続けることです。QOL についての研究も行いましたが、例えば「臨床倫理の実践システムに関する研究」※を、厚生科研費をいただいて、当時副看護部長であった濱口恵子さん（新東京病院副院長・看護部長）を中心に行いました。このときは多職種とともに各部署の主任に参加してもらったのですが、成長につながる非常によい経験になったと思います。主任クラスの人がみんなで考えて、部署に戻ってそれを実践につなげていく――ケアの要は主任ですので、主任を育てるという意味でも研究の意義は大きかったと思います。いろんなテーマで研究的な取り組みをしましたね。これも、看護部だけでなく多職種で行うことの基盤にありました。多職種で研究を行うことは、倫理風土・文化をつくるのに大きな影響があったと思います。看護管理者の方々には、こうしたことも考えていただきたいところです。

※臨床倫理の実践システムに関する研究：研究報告書［平成 11 年度］効果的に運用するための基盤（職員の意識、ツール、ガイドライン、組織）の整備。1999 年

臨床に感じる醍醐味と喜び

清水　先ほど、きちんとケアを行えば、倫理原則は体現されていることをお話ししました。患者さんに誠実に対応しようとすれば、自然と人間尊重になって

いますし、看護師であれば、相手の益にならなくてもいいとはまず思わないですよね。知らず知らず、人間を尊重し、相手の益になるように倫理を体現している。ただ、みなさんが迷うのは、目の前の患者さんの状況をどう把握すればよいのか、何が患者さんの益になるのかの判断がつかない場合かと思います。たとえば、高齢者の抗がん剤治療などでは、抗がん剤がもたらすメリットと副作用というデメリットをどう考えるか、医療的なことだけでなく、その方の人生も含めると、簡単に判断は下せません。このときに、患者さん・ご家族と一緒によく話し合い、考え、合意できる途を見出していく――これを面白さと表現してしまうと不謹慎かもしれませんが、臨床倫理の醍醐味といってよいかと思います。みんなで考えたことが、患者さんにとってよい結果につながる達成感は非常に大きなものです。もちろん、やむを得ない選択しかないこともありますが、それでもできる限りのことをした、力を尽くしたという感覚はあるはずです。これは臨床の実践家ならではの喜びではないかと思います。

石垣　そのとおりですね。私たち実践家が行っているのは、マスではなく常に「個」です。個を大事にして、事例検討やカンファレンスを積み重ね豊かにしていくことが、倫理の魅力や面白さにつながっていきますし、言葉を換えれば、ケアの醍醐味や奥深さの発見につながります。日々のカンファレンスや事例検討を充実させることで、みなが一緒に考え、共通の目標に達するような経験によって、we-feeling（われわれ意識）が育つからです。事例検討やカンファレンスを丁寧に丁寧に行うこと、個を大事にするという原点に立ち返って行うことの大切さは、いくら言っても言い尽くせません。管理者の方も、一看護師として、一医療人としてできるだけ参加すること、週に一度でも月に一度でもいいので、現場のカンファレンスにぜひ入って話し合ってほしいと思います。

清水　さて、石垣先生とのお話はどれだけ話しても十分ということはありませ

んが、そろそろ終わりの時間も近づいてきました。最後に看護管理者の方々へのメッセージがあればお願いします。

石垣　昨年3月からずっと、COVID-19による現場の方たちの相談やカンファレンスに関わっていますが、少しずつよくなっている部分と極めて困難になっているところもあって、先が見えない状況です。このようななかがんばっている方々には、こうしたときだからこそ、今の状況を俯瞰してみてほしいと思います。私は困難に直面したときは、必ず状況を俯瞰することを心がけてきて、それが改善につながることもあります。そしてもう一つは、お互いのちょっとしたタッチングを大切にする。コミュニケーションが禁じられている病院もありますが、ウィンクしたりと、直接に触れなくても相手に気持ちを伝えることもできます。タッチングを工夫して、お互いにの気持ちを伝え合ってください。そして、何よりも、ご自分を大事にしてください。自分を愛する術を身につけてほしい。自分を愛することができればほかの人にもやさしくできると思います。現場にいない私が口幅ったいことを言うようですが、ご自分を大事してほしい──切にそう願います。

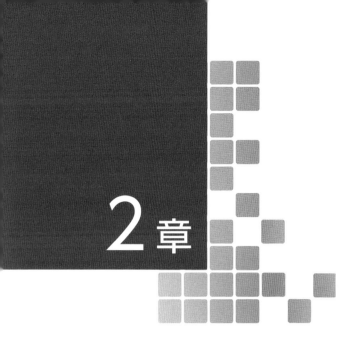

2章

看護管理者のための倫理

看護管理者として倫理的意志決定を支援し、
組織が社会的責務を果たすことに参与するために

2 看護管理者のための倫理

岩手保健医療大学　臨床倫理研究センター長

清水哲郎

**看護管理者として倫理的意思決定を支援し、
組織が社会的責務を果たすことに参与するために**

1. はじめに　生活者・看護職者・看護管理者：「……としての私」

　　看護管理者としてわきまえておくべき「倫理」は、いわゆる「看護倫理」だけではありません。看護倫理は、看護実践をする立場で「看護ケアの相手である患者さんやそのご家族にどう対応していくのが適切か」に関することと言えるでしょう。すべての看護職者はこのような問題意識をもちつつ日々看護実践しています。

①それに加えて、看護管理者は自ら看護実践をすると共に、他の看護職者たちが「どうしたらよいか」を考えるプロセスを支援する役割を持ってもいます。**表2-1**[1]の1stレベルにある「倫理的意思決定への支援」、**表2-2**[2]のⅠが主任にあてている「自部署のスタッフが倫理的感受性を高められるように支援する」という役割はこのことを指していると考えられます。

②さらに看護師長には自らが管理する場（自部署）があり、その部署において倫理的課題に取り組む文化をつくっていく役割が期待されています。**表2-1**

表2-1　看護管理者カリキュラム基準

	1stレベル	2ndレベル	3rdレベル
	組織管理論Ⅰ	組織管理論Ⅱ	組織管理論Ⅲ
単元	看護実践における倫理	看護管理における倫理	組織における倫理
教育内容	看護実践における倫理的課題 倫理的意思決定への支援	看護管理における倫理的課題 看護管理における倫理的意思決定	組織における倫理的課題 倫理的課題に対する組織的対応

公益社団法人日本看護協会　認定看護管理者カリキュラム基準より抜粋

表2-2 病院看護管理者のマネジメントラダーにおける倫理

	Ⅰ（主任）自部署の看護管理者とともに看護管理を実践できる	Ⅱ（看護師長）自部署の看護管理を実践できる	Ⅲ（副看護部長）トップマネジメントを担う一員として看護管理を実践できる	Ⅳ（看護部長）病院全体の管理・運営に参画するとともに地域まで視野を広げた看護管理を実践できる
組織管理能力組織の方針を実現するために資源を活用し、看護組織をつくる力	自部署のスタッフが倫理的感受性を高められるよう支援することができる	スタッフが自部署の倫理的課題を日常的に議論できるような組織文化をつくることができる	看護部門において倫理的課題を日常的に議論できるような組織文化をつくることができる	自病院において倫理的課題を日常的に議論できるような組織文化をつくることができる

公益社団法人日本看護協会版「病院看護管理者のマネジメントラダー」2019より倫理関係箇所を抜粋（下線は筆者による）

の2ndレベル、**表2-2**のⅡに該当する部分ですね。ここですでに「看護実践の倫理」を超えた視野が広がり始めることでしょう。各スタッフのワーク-ライフ-バランスのことや、患者さんの在院日数が関わってくる問題など、医療機関が持つ課題に発する問題を避けて通れないことになるかと思われます。

③さらに管理者として上の立場（副看護部長、看護部長）になると、看護部全体のあり方、さらには医療機関としてのあり方をどうするかという課題の中で倫理面を考え合わせていかないとならなくなります（**表2-1** 3rdレベル、**表2-2** ⅢおよびⅣ）。

以上のことを整理して考えるために、**図2-1**を参考にしましょう。これは勝原裕美子さんが25人の看護部長に行った「いちばん意思決定に苦しんだ倫理的課題」をテーマとしたインタビューから48の倫理的課題を得て、これを分析した結果を「4つのアイデンティティー17の道徳的要求」として整理をしたものです[3]。この17の道徳的要求は、看護部長たちが挙げたものから質的研究の方法により得られたものと言えますから、理論的に「この17ですべてを枚挙した」というわけではありません。実際、これらに加えていろいろ付け加えたくなります。とはいえ、現場の管理者の意識を反映しているには違いありません。

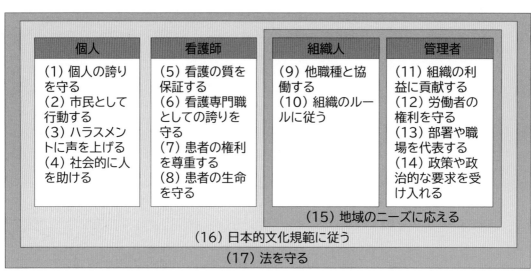

個人	看護師	組織人	管理者
（1）個人の誇りを守る （2）市民として行動する （3）ハラスメントに声を上げる （4）社会的に人を助ける	（5）看護の質を保証する （6）看護専門職としての誇りを守る （7）患者の権利を尊重する （8）患者の生命を守る	（9）他職種と協働する （10）組織のルールに従う	（11）組織の利益に貢献する （12）労働者の権利を守る （13）部署や職場を代表する （14）政策や政治的な要求を受け入れる

（15）地域のニーズに応える

（16）日本的文化規範に従う

（17）法を守る

出典：勝原裕美子. 組織で生きる. 医学書院. 2016, 110-111　図9

図2-1 **4つのアイデンティティ—17の道徳的要求**[3]

　　さて、勝原さんはこの17を「個人・看護師・組織人・管理者」と4つの「アイデンティティ」の下に分類しています。ここで「アイデンティティ」と言っているのは、「社会において特定の役割を果たしている自己（役割自己）」のことだと言えます。これを4つとしているのは、文献（先行研究）を踏まえた考察の結果のようです。「個人・看護師・組織人・管理者」の4つのアイデンティティは、私の表現で言うと「○○としての自分」のことです。どういうことかというと、社会において「私」はいろいろな役割を果たしつつ生きているのですが、ある場面で私は今どの役割を果たす者としてその場面に臨んでいるかを自覚的に表現する際に「○○としての私」と自己を認識することになります。例えば「看護師としての私」「医療機関という組織に属する者としての私」というように。「○○としての私」は「○○」という役割に応じて、勝原さんが言うところの「道徳的要求」つまり「社会的に何を要請されるか」が区別されるわけです。

　　勝原さんは「個人・看護師・組織人・管理者」という4つに分類しました

が、私は次のように考えました。すなわち、まず①看護職者は、看護職という役割を離れれば、一人の社会人ないし生活者です。次に、②看護職者として、医療・ケアに携わる者ですし、さらには、③医療機関等の組織に属する者でもあります。勝原さんがいうところの「組織人」にあてられている9番目、10番目の道徳的要求は、看護実践している際の看護師が医療機関の一員でもあるという面を示しており、「管理者」に充てられている11～14番の道徳的要求は、組織の中で管理する側にある者の役割意識に関わる倫理に関わっています。ですから、この二つを「組織人としての私」としてまとめ、すべての組織人には「組織の論理に則って動く」役割を果たす状況があり、とくに管理者には「組織の管理をする」役割を果たす状況もある、というように下位区分することができるでしょう。

　以上のような理解に基づき、①生活者（市民）の倫理、②医療・ケア実践者の倫理（＝臨床倫理）、③組織人（医療・ケアを実行する機関に属する者）の倫理という順に考えていくことにします。

2. 生活者（市民）の倫理

◆ 倫理を意識する時

　以上のような次第で、まず一般的な生活者（市民）の倫理を考えてみましょう。

　皆さまは、日常生活の中でどのような状況で倫理を意識しますか。たとえば、深夜住宅街の路上で3、4名ほどの若者が大声で叫んだり、笑ったり、ことばを交わしたりしているのを見たとしたら、どうでしょうか。周辺の住民のことを思って「うるさいねぇ」、「何時だと思っているんだ」、「安眠妨害だよ」など非難する気持ちになるのではないでしょうか。実際に近くの家の窓が開いてそのように抗議の声があがるかもしれません。近隣住民は実際に害を受けているのです。大声を出している人たちも、理性的に考えれば自分たちが害を与えていると分かるはずです。それなのにやめない……。「周囲（の迷惑）への配慮が

欠けている」と言われても仕方ありません。この件に限らず、周囲への配慮が欠如している（＝姿勢に関する欠陥）とか、安眠妨害だと気付かない（＝状況把握の不適切さ）とか、または気付いても気にしないといったことで、周囲に害を及ぼす行動が結果すると、人々はこの人たちを「倫理的に」非難します。

◆ 倫理的評価がされる選択・行動の構造

　ここから、倫理的に適切な行動がどのような構造をしているか、不適切な行動はどこが欠けているために結果したのか、を考えることができます。適切な行動の構造を**図 2-2** を見ながら考えましょう。

　若者たちは楽しくて、はしゃぎたい気分でした。しかし、図にあるように状況を認識しており、その認識に伴って、「周囲の迷惑にならないようにしなくちゃ」という（倫理的）姿勢が活性化していた（つまりそのように自己をコントロールする力が働いていた）ならば、騒がなかったことでしょう。非難されるような行動になったのは、倫理的姿勢か状況把握か少なくとも一方に欠陥があったからでしょう。とくに倫理的姿勢が欠けていると倫理的な非難が確かなものとなります。周囲に配慮する姿勢はあったのだけれど、状況把握が不適切だったために、間違ったことをしてしまった、という場合、状況把握が不適切だったのは、周囲に配慮する姿勢に欠陥があったからではないかと吟味して、姿勢のほうがまっとうであれば、騒いだことは倫理的に非難されることではな

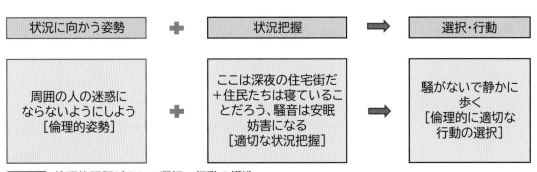

図 2-2 倫理的評価がされる選択・行動の構造

くなります。

　図 2-2 で使った、〔状況に向かう姿勢＋状況把握⇒選択・行動〕という構造について理解しましょう。この構造は私たちが意識しないで自他の選択や行動を説明する際にも同様に使っているものです。例えば、夜食を食べる際の誰かの選択・行動は、別に倫理的な評価を受けるようなものではありませんが、次のように分析できるかもしれません。

〔姿勢：何か食べたい〕＋〔状況把握：冷蔵庫にピザがある/チンすれば柔らかく、おいしくなるだろう〕⇒〔行動：冷蔵庫からピザを取り出し、チンして食べる〕

　このような流れで思考は働きます。「空腹だ＝何か食べたい」という姿勢（この場合は「動機」と言うこともできます）から発して、食べ物の状況を把握し、選択し行動します。

　この例にでてくる姿勢「何か食べたい」は通常倫理に関係しませんが、電車の中で携帯通話がかかってきて私に行動を促す時、倫理に関わる話になるでしょう。私は次のように状況把握します：「着信音がしている/何か用件があるのだ/でも今、電話に出たら周囲の人は不快に感じるだろう∴迷惑をかける」。このように認識したため、私は電話に応じないでおく、あるいは「今、電車の中なので」と一瞬だけ応答して切るなど、選択し行動します。この際、私の状況に向かう姿勢は「周囲の迷惑にならないようにしよう」と表現できるでしょう。これは倫理的姿勢であり、それと適切な状況把握が組み合わさった結果として、通話に応じない、ないし最短で切るといった適切な選択、倫理的意思決定になったのです。

　この構造を、先ほどと同様に図示すると**図 2-3** のようになります。

　このように倫理的（に適切な）意思決定では、まず、倫理に関わる私がコミットしている姿勢があります（**倫理的姿勢**）。これと私の状況認識（**適切な状況把握**）が組み合わさって、**倫理的に適切な行動が選択**されます。逆に言えば、倫

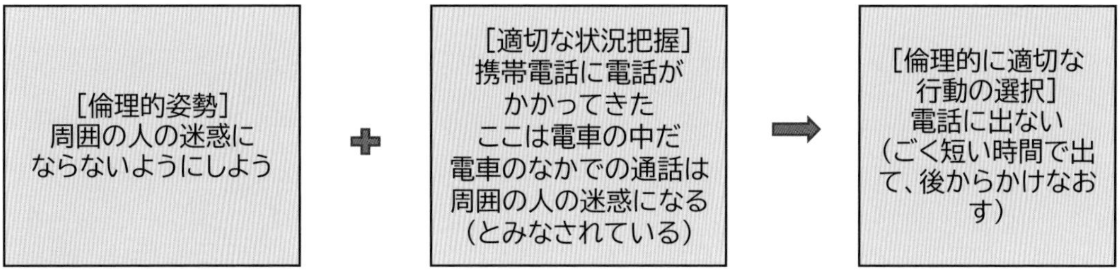

| [倫理的姿勢]
周囲の人の迷惑に
ならないようにしよう | ✛ | [適切な状況把握]
携帯電話に電話が
かかってきた
ここは電車の中だ
電車のなかでの通話は
周囲の人の迷惑になる
（とみなされている） | ⇒ | [倫理的に適切な
行動の選択]
電話に出ない
（ごく短い時間で出
て、後からかけなお
す） |

図2-3 倫理的選択の構造

理的に適切な意思決定には、**倫理的姿勢と適切な状況把握の2つが必要**ということになります。

　[倫理的姿勢＋適切な状況把握⇒倫理的に適切な選択・行動]という構造は、生活者の倫理に限らず、看護実践者の倫理にも、組織に属する者の倫理にも共通するものです。かつ、看護管理者として周囲の看護師をはじめとする医療・ケア従事者の倫理的意思決定を支援する際の基本になりますので、この考え方に慣れるようにしてください。

　さて、状況に向かういろいろな姿勢の中で「倫理的姿勢」に分類されるのは、どのような性質を持ったものでしょうか。このことを理解するには、「倫理とは何か」を理解することが必要です。

◆ 倫理とは人間関係のあり方についての社会的要請

　倫理的姿勢には様々ありますが、それらのできるだけ広範囲のものを包括するような姿勢を倫理原則と言います。例えば、「周囲の人に迷惑をかけるな」「他人に害を加えるな」「他人のものを盗むな」等々の姿勢をひとまとめにして、「他人に害を加えるな」ということができますが、これが倫理原則（＝他者危害禁止原則）です。また、「互いに助け合おう」という姿勢も少なくとも日本では基本的な倫理原則（＝相互扶助奨励原則）になるでしょう。

　こうした倫理原則は、人間関係のあり方についての基本的な社会的要請であると言えます（**図2-4**）。社会的要請とは、その社会に属する成員の間での通念

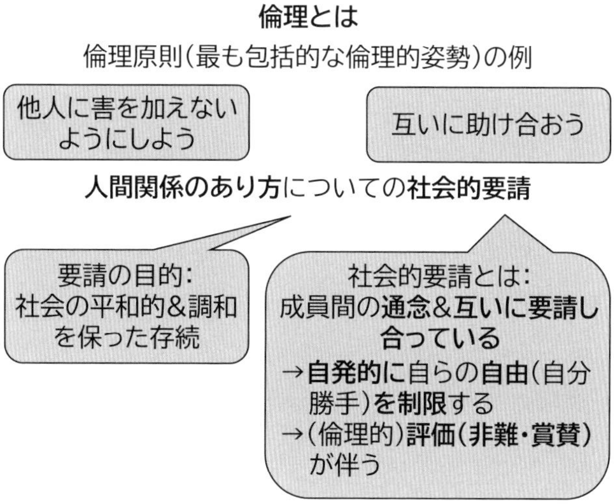

倫理とは

倫理原則（最も包括的な倫理的姿勢）の例

他人に害を加えない
ようにしよう

互いに助け合おう

人間関係のあり方についての**社会的要請**

要請の目的:
社会の平和的&調和
を保った存続

社会的要請とは:
成員間の通念&互いに要請し
合っている
→**自発的に自らの自由（自分
勝手）を制限**する
→**（倫理的）評価（非難・賞賛）**
が伴う

図 2-4　倫理原則の例

であり、互いに要請し合っているものです。互いに要請するとは、自らの自由の一部（自分勝手な行動）を自発的に制限すると共に、また他者に「あなたも周囲に害を加えないように配慮してね」と求めもするということです。他者に要請しているので、それに関わる他者の行動に対して、「非難」や「賞賛」といった倫理的な評価をすることにもなります。

　では、なぜ、こうした倫理——たとえば、他人に害を加えないようにしようという原則——が必要かというと、社会の大方のメンバーがこれにコミットしなければ、社会が秩序を保ち平和的に存続することができないからです。言い換えれば、大方の人々は社会が秩序ある平和な状態で存続することを求めているということになります。

◆ 倫理原則だけでは評価は決まらない

●「お互い様」か「害になるからだめ」かの線引きが必要

　以上で見たように、倫理原則は倫理的評価の基礎になるものですが、では倫理原則があれば個別の選択・行動の倫理的評価が決まるかというと、そうは行

きません。例えば他者危害禁止原則を「周囲の害にならないように」と表現してみたとして、これだけでは「交通機関の車内で携帯による通話を平気でしている人はこの原則に反することをしている」と結論することはできません。「車内における通話は周囲の人の迷惑になるという仕方で害になっている」と直ちに言うことはできないからです。

　私たちは社会をつくって共同で生きていく以上、良きにつけ悪しきにつけ互いに影響し合っています。「袖触れ合うも多少の縁」と言いますね。これは、「袖が触れ合う」という互いに相手に何らかの影響を及ぼすような関係の最小限に近いことを引き合いに出して、そういったことでもそれなりの人間関係がそこにあるということではないでしょうか。実際、袖が触れたことで相手が不快感を持つかもしれません。もし不快感をもったとしても、「それは〈お互い様〉でしょ」と言います。では、すれ違いざま、肩と肩が強く触れ合った（ぶつかった）としたらどうでしょうか。やはり「お互い様」でしょうか。それともどちらかが、あるいは双方が相手を害することをしたので、謝るのが適切だとなるでしょうか。

　このようにして、周囲の害にならないようにという原則があっても、加えて、「ここまではお互い様の範囲」、「ここからは他人への害になる」という線引きが必要になってきます。

●ソフト・ロー

　この線引きを何等かの仕方で明確にしておくということを人間社会は実際やってきました。明示的な線引きがなくても「それは常識だよ」で済むこともあるでしょう。上述の「深夜に住宅街路上で騒ぐ」ことはいちいちルールを明確にしなくても、「そんなの常識だよ」で済むかもしれません。「そういうことはしない慣習になっている」ということで済むこともあるでしょう。

　「管理権限を持つ主体がルールを決める」場合もあります。車内通話はダメということは、管理している鉄道会社がルールを作って乗客にアナウンスしています。禁煙席―喫煙席の区別も飲食店等の経営側がつくっているルールです。

喫煙が周囲の人々の健康に害になることを避けるためのルールです。マンションで犬猫を同居させていいかどうかは、管理組合が話し合って決めたりします。ダメとする場合は、周囲の住民への害が理由になります。……このようにして「他者危害」にあたるか、それとも「お互い様」なのかの線引きをルールとして示すのが通常とられる方法です。このルールを「ソフト・ロー/柔らかい法」と呼びます。

◉ハード・ロー

　以上のようなソフト・ローに対して、国家により作られる法（律）は「ハード・ロー/堅い法」と言われます。これは前者に比して、線引きがより明確になり、刑法には違反した時の罰則が伴い、国家には刑法が示すところを実行する警察・検察等が備わっているというように、強制力も伴っています。他者危害禁止原則に刑法という「ここを超えると罰が与えられるぞ」という警告を伴った線引きが伴っているということになります。

　倫理原則が示す人間関係について、より具体的に線引きをするソフト・ローやハード・ローは、それを作成した、あるいはそれについて合意した人々の通念に基づいていますので、時代と共に変化し、地域・文化に相対的です。あるマンションはペット可であるが、隣のマンションは不可である、としてもおかしなことではありません。

◆ 倫理の根本にあるもの：《人それぞれ》と《皆一緒》

　他者危害禁止や相互扶助奨励といった倫理原則の更に根本にある人間関係について、簡単に触れておきます。

◉関係する相手についての二つの見方・二つの姿勢

　私たちは会う人ごとに、相手との関係を**《皆一緒》**という言葉で言い表されるような関係とみなすと共に**《人それぞれ》**という言葉で言い表される関係ともみなしているようです。《皆一緒》は、相手との関係を認識（つまり相手につ

表2-3 同の倫理と異の倫理

〈異の倫理〉＝人それぞれ 相手と私は〈異なる・別々だ〉 ↓ 平和共存を目指し、相互不干渉・不侵害	〈同の倫理〉＝皆一緒 相手と私は〈同じ・一緒だ〉 ↓ 協働し、助け合おう

いての状況把握）としては「この人は私と同じだ・仲間だ」と把握し、それに伴って「相手に対する協力的な姿勢」をとることになります。《人それぞれ》のほうは「この人は私とは違う人だ・別々だ」と把握し、相手に対して干渉しない・干渉されないという姿勢をとることで、平和共存しようとします（そういう知恵を人類は得てきました——未熟ではありますが）。こうした相手に対する把握と姿勢についての二通りの対を「同の倫理」、「異の倫理」と呼ぶこともできます（**表2-3**）。

　自分と相手との近しさ、親しさによって、この2つの関係の適切なブレンドの仕方が変わります。近しい相手とは《皆一緒》が強くなりますが、疎遠な相手とは《人それぞれ》が強くなります。たとえば家族の間では《皆一緒》という考えが強いため「○○しなさい」と考えを押しつけ合うことも珍しくありません。しかし、近しい間柄でない人に同じように接すると、「大きなお世話だ」「干渉がましい」などと反発されてしまうでしょう。

● 社会の基礎に倫理がある

　倫理は人間関係のあり方についての社会的要請だと書きましたが、周囲の人との関係の把握および周囲の人への姿勢について《皆一緒》と《人それぞれ》の双方が要請されていると考えると、社会の基礎に倫理があることも理解できると思います。

　実際、社会が社会の成員間の関係について何を要請するか（倫理の中身）は、時代により、文化により異なるところがあり、これにより社会のあり方が決まってきたと考えることができます。

　従来の伝統的な社会（共同体）においては《皆一緒》が支配的でした。皆が協力して生き抜くこと（サバイバル）が必要でしたから、共同体のメンバーは《皆一緒》という理解および姿勢を求められたのでした。《皆一緒》が支配的な社会では、事柄に応じて「その事柄について権威がある（良く知っている）」と皆が認める人の意見に共同体のメンバーたちが従うという傾向になったようです。医療の領域では、現在パターナリズム（医療については医師が良く知っており、患者について何が最善かをもっともよく判断できるので、医師の指導に従うのがよいという考え方）は過去の時代の遺物として不適切と言われるようになりました。が、《皆一緒》が支配的な共同体においては医療に限らず、いろいろなことについてパターナリズムが標準だったのです。

　以上のような伝統的な社会においては、皆が同じ考え、同じ価値観をもっていることを個々に強制するようなところがあり、これに反発し、個人の考え、個人の行動の自由を求める傾向が出てきて、個人の自由を優先する社会が出てきました。個人の自由を建前とする社会においては、人間関係の望ましいあり方が《人それぞれ》に傾くことになります。医療の領域において、患者の自律尊重が強調される傾向があるのは、この流れに沿ったことだと理解できます。

　ただし、《人それぞれ》が支配的な社会になると、社会の成員間の相互扶助を社会として行うという面が弱くなるおそれがあります。ですから、個人の自由を認めながらも、相互扶助も社会として行う《皆一緒》とのバランスが望ましいということになります。

●日本に在住する人々の間の倫理の基礎

　現代の日本はどうでしょうか。日本国の社会造りの基本的なあり方を示す憲法を見る限り、国家は国民に対して次の2点を示しています。

①生命や健康面を含めて最低限のよい状態を保障しています。国家が保障するということは、実際には国民同士の相互扶助を国家としてマネジメントするということです。税金や社会保険料を国民から集め、それを財源としてインフラの整備や医療・福祉の事業をしているのです。ここに《皆一緒》が現れ

ています。

②人権を保障しています。それは国家 vs 国民/国民 vs 国民の間において個人が思い思いに生きることを保障するということに他なりません。すなわち、このようにして《人それぞれ》を打ち出していることになります。

　私たちが生活者として生きている日本の社会は、倫理面でこのように《皆一緒》と《人それぞれ》がバランスよくブレンドされた構造をもっています。そしてこの構造は、医療・福祉を実践する者の倫理にも影響しています。医療・福祉を実践するということは、国家の医療・福祉事業を国民に対する最前線で実行することだからです。

 ## 3. 臨床（≒看護実践）の倫理と意思決定支援

　ここでは、意思決定支援を中心とした臨床倫理の基本を考え、併せて、看護管理者の立場での留意点も検討します。

◆ なぜ"臨床"倫理か

　まず、なぜ看護倫理ではなく、"臨床"倫理なのかというところから話を始めたいと思います。看護実践の場では、さまざまな職種が患者さんに応対し、連携してケアにあたります。現在は、多職種が協働することが普通に行われています。そのため看護実践の倫理は、看護倫理という看護独自のものと捉えるよりも臨床の場の倫理——ケアにかかわる専門職皆でベッドサイドでどう応対しながらケアを進めていくか、どのように本人、家族によいケアをしていくかを倫理的な面から考える臨床倫理——として捉えるほうが自然といえます。多職種とケアをしていくなかで、「看護の」倫理を強調してしまうと、たとえば医師との意思疎通が難しくなるといったことも生じかねません。医師には医師の倫理があるからです。こうした問題を避けるためにも、多職種からなるチームメンバーが同じ視点で会話ができ、倫理面でも臨床倫理という皆で一緒に考えられる枠組みで捉えることが必要です。この枠組みでならば、医療従事者だけでなく、たとえば病院の事務員も一緒に考えることができます。患者さんにかか

わる人たちが一緒に患者さんのことを考えることができる共通の場が、臨床倫理であると言えるでしょう。

●スタッフの意思決定支援

　看護管理者の臨床倫理との関わりとしては、ケアをするスタッフが倫理的な問題に直面した際に支援する——倫理的意思決定支援——という役割が挙げられるでしょう。これについては本節で検討します。また、組織上、マネジメントにかかわる位置にいるため、ケアの質だけでなく経営のことを考える必要もあり、一看護師として患者さんに十分なケアを提供したいという思いがありつつも、経営的なメリット・デメリットも考えなくてはならないという倫理的な問題にぶつかることもあります。こうした管理者特有のジレンマについては、63 ページ以降で考えます。

◆ 臨床の倫理原則

　前節で、生活者の倫理を考えた時にも、他者危害禁止や相互扶助奨励といった倫理原則から考え始め、それらのベースにある《皆一緒》と《人それぞれ》という 2 つの人間関係に関する倫理の基礎を見ることで理解を深めました。そして、日本において現在国家の成員間の人間関係について《皆一緒》と《人それぞれ》の双方がブレンドされていることを、医療や福祉が国家の事業としてなされている（つまり、行政が医療等における相互扶助をマネジメントしている）面と、個々の人権を国家が認め、擁護すると宣言している面とから確認しました。その際に、この点は、国家の事業としての医療の国民に対する最前線（フロントライン）で働く看護職をはじめとする医療・ケア従事者の倫理に関係すると言いました。

　臨床倫理に関わる医療・ケアの選択・行動についても、

［倫理的姿勢＋適切な状況把握⇒倫理的に適切な選択・行動］

という構造があります。ただし、ここでの「倫理的姿勢」は医療・ケアを行う上でのもので、それぞれの状況に応じて「患者さんの意思を尊重しよう」「QOLを高めよう」「辛くないようにして差し上げよう」等々、いろいろな場合、いろいろな表現があり得ます。そうした多様な個別の倫理的姿勢をまとめていくと、少数の多くの場面を包括するような一般性のある倫理的姿勢が見えてきます。もうこれ以上一般化できないと思われる倫理的姿勢がみつかったら、それを「倫理原則」と呼ぶことができます。

　実際にこのようなやり方で倫理原則を見出すことができるでしょうが、ここでは、ケアの進め方、ケアの目指すところ、ケアが社会が行うものであること、これら3つの座標軸に沿って、かつ《皆一緒》と《人それぞれ》のバランスよいブレンドであることをポイントに、倫理原則を見つける試みをしてみましょう。

◆ 医療・ケアに携わる際の倫理原則

　医療・ケアに携わる際の倫理原則とはどのようなものなのでしょうか。

　ここでは、医療・ケアを実践する際に「どのようにすべきか、するのがよいか」に関わる原則を考えていますから、医療・ケアの進め方、目指すこと、社会として行うことの3つの座標軸を立てて、それぞれについて検討します。

●①医療・ケアの進め方

　まず、「いかに進めるか」についてですが、医療・ケアには、「人それぞれ」に由来する進め方として「本人の意思を尊重する」ことを挙げることができます。また、「皆一緒」に由来する進め方として「共感・理解・納得・合意」などを挙げることができます。すなわち、ケアを進めていく際に、患者さんの理解に努めて共感的に接するとか、ケアの方針について本人も納得でき、ケア従事者も納得できるように話し合う、そのようにして合意を形成しながら治療等の選択をするといったあり方が見出されます。

　近年、医療・ケアの進め方については、本人の意思の尊重（人それぞれ）ば

かりが一人歩きしている感がありましたが、「皆一緒」に発する共感・理解・納得・合意の重要性が認識されるようになってきました。後者は看護職者が従来から努めて実践してきたことですが、それが、本人の意思に従えばよいというような人間関係にとどまらず、より質の高いあり方に到達する際に重要なポイントになるわけです。このような相手の意思尊重と共感・理解・納得・合意を併せ含む原則を「**人間尊重**」と呼ぶことにします。

●②医療・ケアが目指すこと

　次に医療・ケアにより「何を目指すか」については、「皆一緒」に由来するものとして、共通の価値観に基づいて相手の最善を目指す（＝相手にとってできるだけ益になるように、害にならないようにと目指す）という点を挙げることができます。共通の価値観とは、一般の大方の国民が健康や命に関してどのようなことを望むかということで、社会の通念になっている価値観ということができるでしょう。例えば、「元気で長生きが良い」は大方が良しとする価値観と言えます。この価値観を医療・ケア従事者の立場で表現すれば、「QOLを高く保つ＆余命をできるだけ長くする」等となるでしょう。

　他方、医療・ケアに関して個々人はそれぞれ価値観を持っています。それは上述の共通の価値観と違う部分を含んでいることもあるでしょう。人それぞれに由来しては、「それぞれの個人的価値観を尊重し、それに基づいて個々人の人生にとっての最善を目指す」というあり方を挙げることができます。こうして、医療・ケアが目指すことについて、この二つの価値観に基づいて、本人にとっての最善を目指すということを倫理原則として挙げることができます。これを「**与益**」原則と呼びます（与益とは「益を与える」ということです）。

●③医療・ケアは社会が行う事業

　最後に「社会が行うケアである」に由来するあり方を考えましょう。「皆一緒」の観点からは、公平である必要性があること・皆で負担していることなどがあります。「人それぞれ」の観点からは、いくら患者さん本人にとっては益と

表 2-4

1. 医療・ケアの進め方：人間尊重	2. 何を目指すか：与益
〈人それぞれ〉 →本人の意思を尊重 〈皆一緒〉 →共感・理解・納得・合意	〈皆一緒〉 →相手の最善を目指す（共通の価値観） 〈人それぞれ〉 →本人の価値観を尊重
3. 社会が行うケア：社会的適切さ 第三者を考慮に入れる/社会的資源の配分を検討/社会のあり方に目を向ける 〈皆一緒〉→公平に必要に応える/皆で負担/合意ベースの線引き 〈人それぞれ〉→第三者の不利益防止/個人の自由を尊重（反社会的でない限り）	

なることでも、それが第三者に不利益を与えるのであれば無条件に是とされないことや、この裏返しとなりますが、反社会的でない限り個人の自由は尊重されることがあります。たとえば、COVID-19 の感染疑いがあれば、これまでと同じように外出したりして過ごしたいと望んでも、公益を守るため行動は制限されます。このようにして、医療・ケア従事者はその活動を実行する際に「社会的視点でみても適切かどうか」をチェックしています。そこで、この観点での倫理原則を「**社会的適切さ**」原則と呼んでおきます。

　以上をまとめると、医療・ケアに携わる際の倫理原則を**表 2-4**のように整理できます。

◆ ケア・スピリット

　医療・ケア従事者の「人間尊重」「与益」「社会的適切さ」という 3 つの倫理原則は、社会の事業としての医療・ケアを実践していると言えるために不可欠の要素ということになります。言い換えれば、「社会の活動としてケアする姿勢」を上記の 3 つの座標軸にしたがって分析すると 3 つの原則が出てくるのです。また、臨床におけるこれら 3 つの倫理原則は絡み合って「社会の活動としてケアする姿勢」を構成しているとも言えるでしょう（**図 2-5**）。

　私は現在所属している岩手保健医療大学において、この「社会の活動として

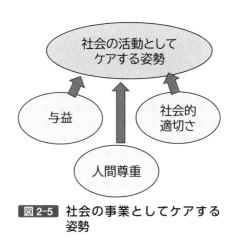

図2-5　社会の事業としてケアする
姿勢

ケアする姿勢（進んでケアする姿勢）」を「ケア・スピリット」と名付けて、3
つの倫理原則と結びつけて教育しています。また看護学の知識・技術を学ぶこ
とは看護の専門職として適切に状況把握できるためであり、それと倫理原則お
よびそこから派生する倫理的姿勢（これらの総体がケア・スピリットを形成）
が結びつくことで倫理的に適切な選択・行動が結果するというように、知識・
技術を位置付けています。このことは言い換えると、倫理原則は看護実践して
いる者にどこか上方から「こういうことを守れ！」と指令するようなものでは
なく、看護といえることを実践している者の内に既にあるものとして理解す
る、ということでもあるのです。なぜなら、そもそも倫理原則は進んでケアす
る姿勢を分析して見出されたものだからです。看護実践の現場においても、看
護管理者の皆さまにとって、このような考え方は倫理的意思決定支援に際し
て、基本になるのではないでしょうか。

◆ 様々な倫理原則のセット

　以上で説明しました人間尊重・与益・社会的適切さの3つからなる倫理原則
の考え方（3原則論）の他に、医療現場では現在いくつかの倫理原則のセット
が使われています。これらと3原則論との異同を説明しておきます。

表2-5

ビーチャム＆チルドレスの4原則	清水の3原則(≒ベルモント・レポート)
respect for autonomy（自立尊重）	人間尊重
beneficence（与益/善行）	与益
non-maleficence（無加害）	
justice（正義）	社会的適切さ

●①ビーチャム＆チルドレスの4原則論

　まず、医学系の領域等で有名なビーチャム＆チルドレスの4原則論があります。これを3原則論と対応させると**表2-5**のようになります。

　この4原則論と3原則論の考え方の違いについて、簡単に触れておきます。

　まず、「自律尊重」と「人間尊重」が対応しています。「自律尊重」は、各人が自分で自分の進む道を自由に選ぶこと（＝自律）を重視し、これを妨げてはならないということですから「人それぞれ」に由来する倫理です。これに対して、「人間尊重」は「自律尊重」も含みますが、これに加え、共感的態度で接すること、合意を目指すことといった《皆一緒》に由来する相手を尊重する姿勢をも併せ含む姿勢を指しています。

　次に4原則は「益になるように」と「害にならないように」を与益と無加害という2つの原則としていますが、3原則をこの2つを合わせて1つの与益原則としています。これは実際にこの原則に基づく評価を行う際に「益と害のアセスメント」を行うという実態から1つとしているのです。

　もう一点、「正義」と「社会的適切さ」とは、差し当たってほぼ同じ内容だとお考えください。

●②フライ＆ジョンストンの4＋2原則論

　国際看護師協会（ICN）の要請に応えてフライとジョンストンが著した看護実践の倫理の著書において提唱されているものは、上で紹介した4原則に

表2-6 フライ＆ジョンストンの看護実践の倫理[4)]

フライ＆ジョンストンの看護実践の倫理	臨床倫理3原則（清水≒ベルモント・レポート
respect for autonomy（自立尊重）	人間尊重
beneficence（与益）	与益
non-maleficence（無加害）	
justice（正義）	社会的適切さ
veracity（誠実/正直・真実）	→人間尊重
fidelity（忠誠/忠実）	

　veracity（誠実/正直・真実）とfidelity（忠誠/忠実）の2原則を加えた、4＋2原則のセットになっています（**表2-6**）。日本看護協会のウェブサイトでも少し前まではこれが提示されていました（現在は倫理綱領のみで、倫理原則のセットは見当たりません）。

　これについて、4原則の部分は、先のビーチャム＆チルドレスの4原則と同じですので、ここでは繰り返しません。次に、「veracity（誠実/正直・真実：真実を伝えるなど）」と「fidelity（忠誠/忠実：守秘義務など）」は、フライ＆ジョンストンによれば人間尊重の一部分であるため、3原則の考え方では、人間尊重に含めて考えられます。

　4＋2原則と3原則を比較する限りでは、以上のようなことになりますが、フライ＆ジョンストンの看護実践の倫理と3原則論の間にはこれでは尽くせない関連があります。つまり、フライ＆ジョンストンは倫理原則によるアプローチだけでは看護実践の倫理を表現できていないとして、「ケアリング」という人間関係を導入し、原則志向のアプローチ（疎遠な関係における倫理）とケア志向のアプローチ（親しい関係における倫理）の2本立てで看護実践の倫理を説明しようとしているようです。「疎遠な関係」―「親しい関係」はまさに《人それぞれ》と《皆一緒》に対応する考え方と思われます。

　これに対して3原則論は、倫理原則をケアリングをも包括し、《人それぞれ》

と《皆一緒》をブレンドした人間関係におけるケア実践を表現するものとして提出しています。

◆ 医療・ケア従事者の〔倫理的〕意思決定とその支援

　最近は、「意思決定支援」ということがよく言われます。医療に関しては、患者さん本人や家族が自分たちでどのような治療を行うかという決定をくだせるようにサポートするということになります。しかし、ここで「倫理的」が頭について「倫理的意思決定支援」となると、スタッフが倫理的に考える・倫理的に適切な意思決定を行うことを、管理者としてサポートする場面を指すことになります。

●臨床における倫理的意思決定の構造

　さて、臨床の場で問題になることが多いのが、「適切な状況把握」です。患者さんにとってできるだけよいケアを提供したい、最善になるようにしたいというのは看護師であれば誰しも思うことでしょう。しかし、「ある状況でどのようにすることが患者さんにとって最善」なのかは、「車内では通話をしない」という単純なケースとは異なり、簡単に判断がつくようなものではありません。たとえば、医師の指示とはいえ、抗がん剤の副作用でつらい思いをしている患者さんを目の前にしたとき、果たしてこれが最善なのかと疑問を感じた経験をもつ読者もいることでしょう。

　こうした問題に取り組むために、まず、臨床における倫理的に適切な選択と行動の構造を確認することにします。ここで、一例として滅菌ガーゼを扱う場面をとりあげましょう。滅菌ガーゼを素手で扱っては感染リスクが生じるため、素手では扱わないというのはごく初歩的なことですね。「素手では扱わない」という選択・行動になるには、状況把握として「素手で扱うと、手の雑菌がガーゼに付着し、そのガーゼを患部にあてることで、雑菌が患者さんの体内に入り込んでしまう恐れがある」といったことがあるからでしょう。かつ、ここで看護師がケアする姿勢で行動している以上は「患者さんの害にならないよ

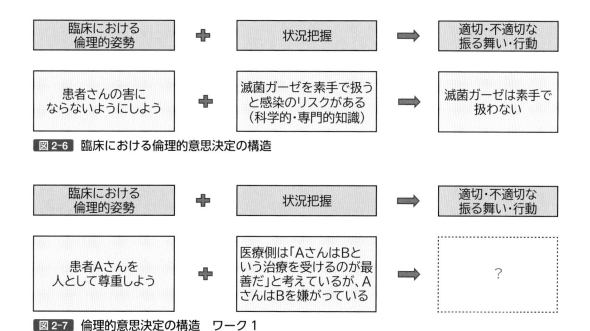

図 2-6　臨床における倫理的意思決定の構造

図 2-7　倫理的意思決定の構造　ワーク1

うに」という姿勢が発揮されていることになります（**図 2-6**）。確かに実際に包帯交換などルーティンワークをしている際には、このようなことをいちいち意識せずに、手が動いて滅菌ガーゼを扱っているでしょう。しかし、その際に「どうして素手でつままないの？」などと聞かれたら、上述のような説明をすることになります。看護師が自分の行動を振り返って説明しようとすると、ケアする自分の側に「害にならないように」という倫理的姿勢があることに気付くはずです。**図 2-6** の枠組みを使って、いろいろな看護活動をとりあげて、その構造を分析してみる、ということをやってみると、ほとんどの、否、すべての看護実践について、姿勢の部分に倫理的な姿勢（臨床の倫理原則や、それに由来する姿勢）が入ることが確認できるはずです。医療機関内の研修などでやってみてはいかがでしょうか。

　以下、倫理的意思決定について他の例を挙げて、この点を確認しましょう。

　図 2-7 について、右側の適切・不適切な振る舞い・行動には、どのようなこ

とが入るでしょうか、研修会などで聞いてみると、「Aさんにもう一度説明する」という回答がよくあります。確かに、Aさんを人として尊重してケアを進めようとすれば、治療Bの実行のためにはAさんが納得して同意している必要がありますから、Aさんの理解を得るために説明するというのも間違いではありません。

また、看護師やソーシャルワーカーからの回答では、「なぜ嫌なのか聞いてみる」というものが目立ちます。「説明する」という回答と比べてみると、説明をするにしても、その前になぜ嫌なのかを聞いてみるほうが、「ああ、ここを誤解しておられるな」など分かって、適切な説明ができるでしょう。また、嫌な理由を聞いてみたら、「ああ、そういうことなら、治療BはAさんには合わない」と分かって、説明する前にB以外のAさんに合った選択肢を検討することになるかもしれません。「人間尊重」には本人の意思尊重だけではなく、「共感的に対応し、本人の思いを理解し、合意を目指す」ということも含まれていますが、「なぜ嫌なのか聞いてみる」というのはこうした姿勢から出てきた選択・行動と言えます。

さて、患者Aさんに嫌な理由を尋ね、どのような治療が医学的にも妥当であり、Aさんの人生観や価値観に基づいても最善といえるかを話し合った結果、治療Bではなく治療Cを選択するということで合意し、治療Cの実施に向けて動き始めた、という経過を辿ったとします（図2-8）。

ここで倫理的姿勢の欄にはどのようなことが入るでしょうか。

状況把握の欄を見ると、「話し合って合意した」と記されています。これは医

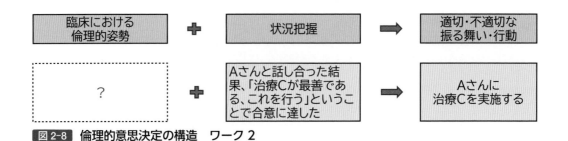

図 2-8 倫理的意思決定の構造　ワーク 2

療・ケア側が、「Aさんを人として尊重する」という人間尊重原則を体現した姿勢で進めたことを示しています。

　また、「治療Cが最善である」のでこれを選ぶと記されていることからは、最善の治療を目指して検討したことが分かり、ここで「Aさんにとっての最善を目指す」姿勢、つまり、与益原則がここで活性化していたことが分かります。

　ですから、**図2-8**の倫理的姿勢の欄には、人間尊重と与益、ないしこれらから派生する倫理的姿勢を記入するのが適切です。

●臨床における倫理的意思決定の支援

　以上で解説した倫理的に適切な選択・行動の構造は、看護管理者がスタッフの倫理的意思決定を支援する際にも有益です。①研修としては、いろいろな状況を挙げてみて、状況把握に該当する内容を箇条書きにしてみます。その内容と組になるような倫理原則ないし倫理原則の下にあるような倫理的姿勢を考え、状況把握と組み合わせると、どういう選択・行動が倫理的に適切となるかと考える、という練習ができるでしょう。②個別に「どうしたらよいか」と相談された場合にも、①の手順で考えるようアドバイスする、一緒にやってみるといった対応が考えられます。

　このやり方だけですべての問題が解消できるとは限りませんが、このやり方は、他のやり方の基礎になります。例えば、倫理的ジレンマ（後述）に取り組む際にも、基礎となるのは、[倫理的姿勢＋適切な状況把握⇒倫理的に適切な選択・行動]という構造であり、以上で述べたような考え方です。

◆ 意思決定プロセス

　ここまで説明してきた倫理的意思決定とその支援は、医療・ケア従事者として個々人がどのようにしようか考える際に成り立っている構造をもとにしています。しかし、臨床では、医療・ケアチームというグループが、患者さん本人・ご家族と向き合って治療方針を決めていく意思決定プロセスが重要です。上記の医療・ケア従事者個々人が行う倫理的選択・行動も、ほとんどは医療・ケア

チームとして選択した方針の下での個々の分担に関するものであるのです。チームとして本人・ご家族と共同で進める意思決定プロセスとして典型的なものは、治療方針を決定するプロセスや退院後の療養をどこで行うかといった退院調整のプロセスですから、こうした意思決定プロセスを念頭に、どのようなプロセスが適切かを考えます。

●パターナリズム

　歴史的な経緯を含めて考えましょう。医療の世界で、こうした決定は、従来は「パターナリズム（父権主義）」と呼ばれるあり方でなされていました。すなわち、ある課題に関して権威があると目される者が他の者に対して課題解決を目指す意思決定をリードし、指導するあり方です。医療の場面に即して言えば、専門的な知識を持つ医師に裁量権があり、医師が最善と考える治療方針を決定し、実行し、患者は医師を信頼し、委ねる、というあり方です（図2-9）。

　このようなパターナリズムは伝統的な「皆一緒」が強い社会では医療上の決定に限ったことではなく、広く行われていたあり方でした。というのも、共同体として方針を決めなければならない場合に、どのように決めるかといえば、

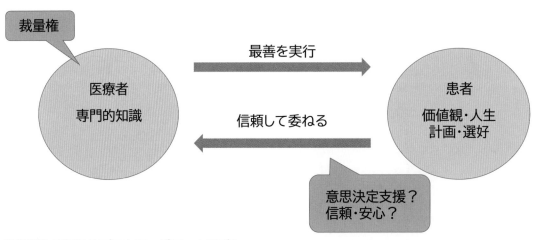

図 2-9　意思決定プロセス　パターナリズム

その共同体のなかで問題となっている事柄について知識をもっていると目される人の権威が認められ、その人がその事柄について判断し、指導するのが共同体にとって最善だと看做されるのです。人々は権威ある者の意見に従うという仕方で、《皆一緒》となるわけです。

●説明-同意モデル

　既に言及しましたが、近代において、個々人の自由ないし自律を重視する考え方が徐々に拡がってきました。これはまさに皆に合わせるのではなく、皆とは違うかもしれないが、自分の考えに従って行動するあり方をよしとするものですから《人それぞれ》の発現と言えます。

　この考え方を医療の場に適用したものが、ここで言う「説明-同意モデル」であって、医師は患者を診察して診断し、可能な治療の選択肢を選び（以上が医師が「裁量」すること）、それらについて患者に説明するが、治療のどの選択肢を選ぶか、またはどれも選ばないかを決めるのは患者自身である（これが「自己決定権」）とする意思決定プロセスについての考え方です（図2-10）。

　ここで、医師の説明に対する患者の対応として「同意」とか「インフォームド・コンセント」とか書いてありますのは、医師が提案した治療の選択肢につ

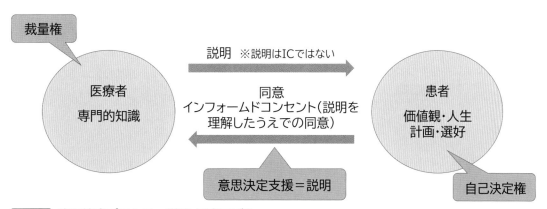

図2-10　意思決定プロセス　説明-同意モデル

いて本人が選ぶ場合、「医師（の提案）に同意する」ことになり、かつ、その場合、本人は医師からの説明をただ「聞いた」というだけでなく、「聞いて理解した（＝informed）」という状態が伴っているような同意（＝informed consent）であることが求められていることを示しています。「とにかく本人がOKすればよい」ということでは決してないのです。本人がその決定ないし選択について自律したあり方をしており、責任がとれることが必要だとされます。

　こう見ると、このようなプロセスは、患者本人がまさに自律的に生きている人の場合には良いのですが、心身が弱っていて、責任ある選択をするのが難しいような場合、**図2-10**のままでは実現せず、本人の代理を誰がするか等の問題がでてきます。しかし、多くの患者本人や家族は「どうするか決めてください」とただ言われても、困ってしまうのが現状でしょう。そういう現実を踏まえて、本人・家族の意思決定プロセスを支えることができるような、説明-同意モデルからさらに一歩進んだ意思決定プロセスが望まれるようになってきているのです。

　なお、日本の医療現場では、**図2-10**の医師からの説明のことを「インフォームド・コンセント」と言ったり、その略語である「IC」と呼んだりしますが、これは英語としては間違いであり、国際的にはまったく通用しませんので、皆様の臨床現場では使わないようにお願いします。「（病状・治療の）説明」、「面談」といった一般市民に分かる用語にしましょう。

●情報共有-合意モデル

　実際に人間同士が話し合う意思決定プロセスに相応しいあり方として勧められるのは、合意による決定を目指す情報共有-合意モデルです（**図2-11**）。

　このモデルでは、医療側から説明するだけでなく、本人側からの説明を積極的に聴こうとします。医療・ケアチームが医学的にエビデンスに基づいて考える（したがって本人側に説明できる）のは、患者さんを身体・病状の一定のタイプに分類される存在と見て、これにとって一般に現在どのような治療法の成績が良いか（＝最善か）ということです。つまり、この限りではかけがいのない

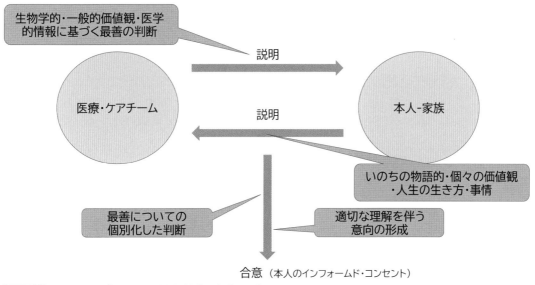

図2-11 意思決定プロセス　情報共有-合意モデル

　唯一の人生を生きている当該の本人にとってどれが最善かは分からないのです。

　この点を考えることができるようになるためには、ご本人・ご家族から本人の人生の事情や考え方・選択の傾向等を聞く必要があります。このような点を傾聴することで、医療側は「最善についての個別化した判断」ができるようになるのです。患者側も医療側からの医学的にはどうかという説明を聞き、これに対して本人の人生の中でどのように対処しようか考え、話し合いを通して、医学的な状況把握と本人の人生・価値観を踏まえた「適切な理解を伴う意向の形成」をしていくことが期待されます。

　この部分が意思決定支援のプロセスであり、医療側は本人・家族と一緒に、本人の人生・価値観からすると、どうするのが最善かを考え、また、本人が自分らしい選択ができるように支援します。本人の選択を支持する方向でコミュニケーションを進めることは、「エンパワーメント」のプロセスでもあります。

　こうして合意が目指されます。このモデルでは、合意に至った時本人がしていることが「インフォームド・コンセント」です。ここでは本人が状況につい

て理解している（＝informed）ことは医学的説明だけではありません。自らの人生・価値観を踏まえたらどの選択肢が自分らしいか、や、医療・ケアチームや家族も、自分の考えに賛成してくれ、「あなたらしくて良いじゃないの」とプッシュしてくれたという経緯を理解してもいるのです。独りで「決めなさい・選びなさい」と言われたのではなく、皆で一緒に検討し（＝《皆一緒》）、しかも、ほかならぬ自分の人生・価値観に即して（＝《人それぞれ》）、考えた結果、自分はこれを選んだのだ、と状況を把握しながら（＝informed）、「この方針を希望します」と意思表明するということです。

●厚労省の「人生の最終段階に関するガイドライン」2018 との親和性

　医療者と患者が話し合うプロセスと聞くと、2018（平成 30）年に厚生労働省が改訂版を出した『人生の最終段階における医療・ケアの決定プロセスに関するガイドライン』が頭に浮かぶ方も少なくないでしょう。人生の最終段階に関する ACP（アドバンス・ケア・プランニング）や意思決定支援のベースになるものと看做されてもいますから、厚労省が出している簡易なパンフレットを読んだ方もおられるでしょう。でも、本文を解説編を参照しながらしっかり読んで活かすことをお勧めします。※

※詳しくは東京大学出版会の近刊臨床倫理関係書籍（本書 104 ページ参照）アドバンスト編
　　清水「厚生労働省「人生の最終段階ガイドライン」と《情報共有-合意モデル》」参照

　本ガイドラインが示しているのは「本人の意思決定が基本だ」ということだと一般に思われているようですが、実は違います。むしろ本人と医療・ケアチーム、家族等の関係者の合意が医療・ケアに関する選択の要だと強く主張されています。すなわち、合意に至った時のみ、すんなりと医療・ケアチームはその合意の線で選択に進むように言われます。なかなか合意に至らない場合は第三者である専門家を含めた話し合いの場で「検討・助言を受けて、……さらに合意形成に至る努力をする」と、あくまでも合意を目指すとされます。

　本人が話し合いに参加できるような状態でない場合、医療・ケアチームは家

族等と話し合いますが、決して家族等が本人に代わって決めるというようなことではなく、やはりここでも話し合い参加者の合意を目指すとされます。

　では、本人と医療・ケアチームとは、合意形成に向けて、どのように話し合うように進められているかというと、「**医学的妥当性**・適切性の判断と一致することが望ましい」と「本人のこれまでの**人生観や価値観**、どのような生き方を望むかを含め、できる限り把握する」という２つのポイントが、ガイドライン解説編に見出されます。このうち、前者は情報共有－合意モデルにおいて、医療側から本人側に伝えられることとして示された「生物学的・一般的価値観・医学的情報に基づく最善の判断」に、また、後者は医療側が本人側から聞くこととして示された「個々の価値観、人生の生き方、事情」と、ピッタリ符合します（**図 2-12** 参照）。

　以上のように、「人生の最終段階における医療・ケアの決定プロセスに関するガイドライン」と情報共有-合意モデルは非常に親和的です。ですから、この意味でも厚労省の同ガイドラインを、皆様のなさっている情報共有-合意モデルの考

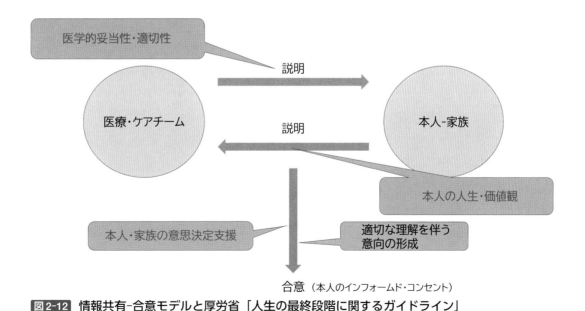

図2-12 情報共有-合意モデルと厚労省「人生の最終段階に関するガイドライン」

え方による意思決定支援の頼もしい後見として活用するとよいと思う次第です。

◆ 人生と生命

　以上、意思決定の構造や倫理原則、意思決定のプロセスということについて述べてきました。そこでもすでに「人生」や「生命」という言葉を使い分けて説明に使いました。ここでは「人生」と「生命」について、本人の最善を目指す文脈でどう理解するのがよいか、考えておきましょう。

●人のいのちの二重の見方

　臨床現場において使われる限りですが、人の「いのち」（英語では life）には大きく分けて2つの意味があり、それぞれ別の用語があてられています。ひとつは「**生命**」（**生物学的生命**）です。医学が見ているいのちは、この生物学的生命です。診察をするとき、また治療をするとき、医学的には生きている身体を対象としています。「身体が生きている」時、そのことは「身体には生命がある」と表現されます。

　もうひとつは「**人生**」です。人生は「生活」と密接に連関しています。「生活が積み重なって人生となる」、逆に「生活は人生の一断面である」ということができます。私たちは自らの人生の物語りを作りつつ、また語りつつ生きています。私たちの人生の物語りは周囲の人々の人生の物語りと重なりつつ形成されています。この意味で人生は「**物語られるいのち**」なのです。

　人生は生命を土台として営まれています。身体が生き続けなければ、人生は展開しようがないのです。こう考えると、生命が価値あるのは、かけがえのない人生を支える土台であるからに他ならないことになります。

　このように見てくると、医学的に身体を見て、身体の生命を医学的にコントロールするのは、それによって人生がより豊かに展開する可能性を拓くことを目指してのことだと言えるでしょう。生命自体に価値があるから医学はそれをできる限り保たねばならない、ということではなく、多くの場合、生命を保つことが人生のより豊かな可能性を拓くことになるから、保とうと働くのが適切

だということになります。たとえば、「がん細胞を抑えることができるからこの治療を行いましょう」と言われることがあります。が、精確には、「医学的にはこの治療でがん細胞を抑えることができ、かつ、その結果本人の人生にはより豊かな展開の可能性が拓けるから、この治療を行いましょう」ということであるはずです。このことを「**医療の役割は、人生に豊かな可能性を拓くために、生命を整えることである**」とまとめておきましょう。

　看護師は、従来、医師と共に患者の身体を医学的に見て、生命に働きかける活動を行うと共に、その生活を整える（すなわち人生の可能性を拓く）という活動も併せ行ってきましたから、人生と生命という二つの視点をもって医療・ケアを行う相手を見ることには慣れているはずです。ですから、この面で、患者本人の最善を理解し、必要に応じてアドボケイトの役割を果たすことが期待されます。

　以上、「人生」と「生命」と、用語を使い分けて提示しようとしたことは、医学的な見方をしている限りでは、身体の生命に注目して、それを「よい」状態に保つことを目指すけれども、生命の状態が「よい」かどうかは、人生がより豊かに展開する可能性を拓くかどうかによって決まるとまとめておきます。この点は先に与益原則に関して、《皆一緒》に由来して共通の（＝一般的な）評価尺度によって良し悪しを判断することと、《人それぞれ》に由来して、当該の本人の個人的評価尺度（人生の生き方や価値観）によって判断することのバランスということを提示したことと、連動します。そこで、次に人生のよさについての一般的尺度と個別の尺度について少し立ち入って考え、これと、先に厚労省ガイドラインに関連して、「医学的妥当性」と「本人の人生・価値観」というポイントを挙げた点との連関を説明します。

●人生のよさの一般的尺度

　医療・ケア従事者が本人にとっての一般的にいえる最善を考える際には、社会の通念になっている、ないしは社会として採用している価値観を基準にするのが適切です。たとえば、「元気で長生き」が良いという価値観は大方が賛同す

るものでしょう。ここから、①QOL ができるだけ高いこと、②余命ができる
だけ長いことが、医療における一般的な物差しになっているといえます。

　このうち前者の QOL については、「快適である」ことと、「いろいろなこと
ができる」ことといった尺度が一般に考えられます。

　治療等の選択肢によっては、QOL も余命もプラスになることが見込まれる
場合もありますが、両立しない場合もあります。そういう場合、緩和ケアなど
でいわれるように、死が近づいている・老いが進んでいるときは、まずは目的
①快適な生活を考えます。他方、まだ先は長いとみられる状態で治療選択が必
要になった場合、生命予後を長くする治療は②「生命の相当程度の延長」という
メリットがあっても、①「快適さ」の面でデメリットをもたらすといった場合、
メリットとデメリットのバランスをどう考えるかが検討のポイントとなるで
しょう。

●人生のよさの個別の尺度

　本人の人生についての考え方や価値観に基づいて、人生にとっての最善を考
える場合も、多くの部分は一般的な尺度を本人が採用していることが多いので
すが、細部では個人差があり、また、個々人に固有の尺度が見られる場合もあ
ります。そうした個人的価値観を尊重することが、本人にとっての「自分らし
さ」を守ることにもなります。したがって、本人の〈人生〉（物語り／生き方／
自己理解）と〈価値観〉を医療・ケア提供側がまずは良く理解する必要があり
ます。とはいえ、「あなたの人生はどうでしたか」とか「あなたの価値観をお話
しください」などと聞いても、求める回答は得られないでしょう。具体的に本
人の人生の物語りを聴いたり、具体的なことについての本人の選択から価値観
を見出したりする工夫が必要です。

　こうして見出された本人の人生と価値観は、（反社会的なものでない限り）本
人の人生にとっての最善を考える際の基準となります。「反社会的なものでは
ない限り」はきつい表現ですが、ほとんどの場合、本人の語りから見出される
ものは、共感できる、社会のあり方に反するようなものではないでしょう。

「ちょっとそれはどうか」という考え方を持っている場合でも、それはそれとして聴いて、心に留めておきましょう。そういう部分が具体的な選択に関わるとなった場合に初めて、その部分は医療・ケア側としては受け入れられないといった話にならざるを得ないことになります。

　本人の人生・価値観と個々の意向が整合的でない場合、整合的になるよう、話し合いを通して支援するということもあり、このあたりが意思決定支援の要となるように思われます。本人は専門的な医療知識をもたないため、必ずしも的確な状況認識ができているわけではありません。そのため、自分の人生の生き方や価値観に沿った選択がすぐには見えないこともあるわけです。医療・ケアチームが、本人がその人らしくない選択をしようとしているのではないかと感じられたときは、「あなたのお話しをうかがって分かったあなたの生き方に照らすと、こちらの選択肢のほうがあなたらしいのではないでしょうか」などとアドバイスすることができるでしょう。

●医学的判断−人生の観点での検討

　以上をまとめると、本人にとっての最善を考える際には、長生きや快適さといった一般的尺度と、本人の人生や価値観を核とする個別の尺度の双方を適切に使う必要があります。まずは、一般的尺度により「医学的にはどうなのか」と判断される医学的妥当性を押さえた上で、本人の人生にとって最善な選択ができるように個別の尺度に基づきつつ支援していくのです。まとめると**図2-13**のようになります。

4. 組織に属する者の倫理

　さて、以上では看護師の視点に立って「社会人としての私」の倫理、「看護師として活動する私」の倫理について見てきました。そこで、いよいよ「ある組織（看護師の場合は多くは医療機関や介護施設等）に所属する者としての私」の倫理について考えましょう。ここでは、組織は通常「法人」と言われるあり方をしており、一個人ではなく、組織として一つの人格を持つ存在ですから、

```
┌─────────────────────┐   ・生命に注目
│     医学的判断        │   ・標準的/一般的
│   evidence-based     │   ・共通の価値観が物差し
└─────────────────────┘
          ↓
┌─────────────────────┐   ・個々人の人生に注目
│    人生にとっての      │   ・個別的
│     最善の検討        │   ・個々人の価値観が物差し
└─────────────────────┘
```

 図2-13 医学的判断−人生の観点での検討

組織としての倫理（すなわち社会から要請される事柄）があります。組織として社会から要請されている事柄に組織として応じようとする場合、所属する者たちがそれぞれの分担を果たすことにより、組織としての務めを果たすことになります。その際、所属する者たち個々の分担をマネジメントし、全体として有機的に一個の人格として動くようにする役割を、管理者たちが持つことになります。こうしたことについて、ここではやや立ち入って整理してみます。

◆ 複数の「……としての私」毎の選択・行動の複数の構造

すでに導入した［状況に向かう（倫理的）姿勢＋状況把握⇒選択・行動］という構造を使って考えましょう。看護師がケア実践をしている場合に、臨床の倫理的姿勢に発する選択・行動として分析することもできますが、同時に、生活者としては「看護活動をすることにより、報酬を得て暮らす」と分析される行動をしてもいます。さらに、病院に所属している場合であれば、同じ選択・行動が病院という組織に所属する者として行動していることとして分析することもできます。こうして、看護師の一つの選択・行動が、状況に向かう姿勢をとる主体が自己をどのような者と理解しているかに応じて、複数の構造を持つものとして把握されます（**図 2-14**）。

この複数の構造が、**図 2-14** のように並存しているだけで、互いに衝突したりしなければ、とくに問題にはなりませんが、時として互いに対立的になるこ

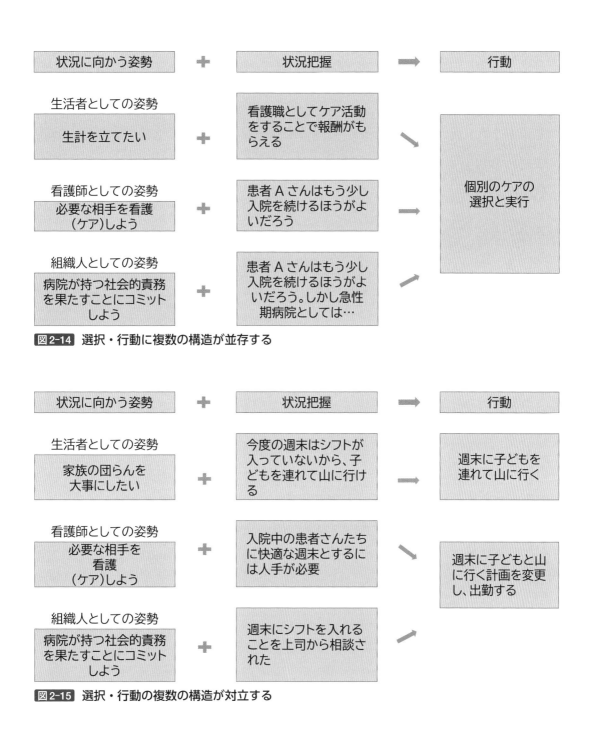

図2-14　選択・行動に複数の構造が並存する

図2-15　選択・行動の複数の構造が対立する

ともあります。例えば**図 2-15** のような例では、ワークとライフの間でジレンマが起きていると言えるでしょう。

　生活者としては、家族を大切にしたいので週末に子どもを連れて山に行きたい、看護師としては、入院患者に十分なケアを提供するためには人手が必要だと考え、組織人としては病院がもつ質の良いケアを提供する社会的責務を果たすことにコミットしなければと、またそのために上司から週末にシフトに入るよう頼まれたなど、複数の「……としての私」の間で葛藤が生じます。

　図 2-15 はシフトの変更を相談された看護師の視点で作りましたが、同じ例を看護管理者の視点で作ることもできます。その場合、看護管理者としては、スタッフのワーク・ライフ・バランスを守ろうとする倫理的姿勢と、病院としての社会的責務を果たし、質のよいケアを提供するという倫理的姿勢との間で生じているジレンマが見えてくるでしょう。

◆ 組織の二つの方向性：ジレンマの源

　ここで、管理者の視点から、さらに法人格をもつ医療機関という組織の視点にたって、事柄を見てみましょう。このことにより、選択に揺れ動くのは個人だけでなく、組織というレベルでも同様のことが起こるのですが、どのようにして起きるかが見えてくるでしょう。

●社会的責務

　組織には、社会のなかで一定の役割を果たすことが要請されます。医療機関であれば、国の事業である医療（というケア）に参加し、国民のいのちと健康を支える活動を行う責務をもっています。この限りで、医療機関に属する医療・ケア従事者（看護職者）は、医療機関が負う社会的責務を国民に対するフロントで果していることになりますから、医療従事者のケアする姿勢と医療機関に所属する者として社会的責務を果たす姿勢とが一致するのは当然のことと言えましょう。

　看護師が国民に対するフロントラインで、個々の患者本人に対してケアする

姿勢で向かう際には人間尊重と与益が主に活性化しますが、複数の患者に対して公平に対応するといった社会的適切さの姿勢は、まさに「国民に対する」社会的責務が活性化しています。例えば、在院日数に留意しながら退院調整をする時に、病床を必要としている人々に公平に病床を提供するという、組織として社会全体に対して負う責務を臨床倫理の場面で履行しようとしているわけです。

●組織の持続・発展

　他方で、組織は社会的責務を果たす事業を継続していくため、組織自体として持続・発展していく必要があります。また、組織に属する人たちの生活の維持・向上も考えなければなりません。この意味では、医療法人や社会福祉法人は営利団体ではありませんが、利益を度外視するわけではないのは当然です。医療系組織は、国の医療事業に参加し、その活動に応じた報酬を、国の医療にあてた財源および受益者個人から得ることが適切だと社会的に認められています。

　ある程度の利益の獲得は、社会的責務をよりよく果たすことにつながり、従業員への適切な報酬確保の実現にもつながるため、組織の発展に不可欠です。組織が得た収入から妥当な報酬を得る限りにおいて、組織のこの方向性は、医療従事者等の生活者としての姿勢や期待と調和します。

　そもそも、診療報酬や介護報酬には、利益追求を前提としたインセンティブがしばしばつけられることは、みなさんもご存じのとおりです。

　このようなわけで、組織の中で管理側になり、マネジメントを担うようになってくると、看護師も自らの看護実践のことだけでなく自分の所属する医療機関の経営のことも考える必要性が生じてきます。利益を得ることが、以上のような範囲で考えられる限りでは、看護管理者も基本的にはストレスを感じないで済むでしょう。もちろん、医療の質を高く保つことと、看護師にとって過重労働になるのではないかといったジレンマがストレスになりはするでしょう。

●営利ということ

　医療や介護を主たる活動とする法人は、非営利法人です。つまり、「法的」に

は「利益の分配をしない」という制限がついています。事業活動で得た収益を株主に分配するといったことは認められていません。しかし、この限りでは「一定限度を超えた大きな利益を挙げてはならない」わけではありません。

　では「倫理的」にはどうでしょうか。適切な医療・ケアを提供することにより大きな収益を得て、それを社会的責務をよりよく果たすための設備投資や、従業員への報酬をより適切にするために使う限りでは、上でいう「組織の発展」に位置づけられるでしょう。

　では、限度を超えた営利的な経営と組織の維持・発展を図る適切な経営との間の線引きはどのようにできるでしょうか。具体的にはその時点での社会通念によるとしか言えないでしょうが、抽象的にいうとすれば、社会的責務を果たしているかどうかで判別できるのではないでしょうか。この場合、社会的責務のうちに、被雇用者に適正な報酬を提供しているかといったことも含めて考えます。

　例えば、できるだけ診療報酬の単価が高い治療を、医学的妥当性に基づいてではなく、単価が高いという理由で選ぶといったことは、社会的責務を果たすことに反するでしょう。ケアに使う出費を渋くし、人件費も低く抑えるなどして収支の差を大きくし、経営者の報酬をできるだけ多くするといったことも、法的には利益の分配ではないとされるかもしれませんが、実質的に利益を得ることを目指す組織の運営をし、得た利益を経営者に分配していることと看做されて、社会的には非難されるでしょう（＝「道義的」と言われる観点におけること）。こうした倫理的には「営利的」と思われる組織において、看護管理者として働くことは大きなストレスになると思います。見過ごせない限度を考え、機関の社会的責務を果たすことは外せないこととして、対応してはどうでしょうか。

5. 倫理的課題の把握とそれへの対応

　これまで、「生活者としての倫理」「ケア実践者としての倫理」「組織に属する者としての倫理」と、看護師の視点に立って、主な「……としての私」につい

て倫理の基礎を見てきました。本稿の最後に、これらを総合して、看護師が経験する様々な場面の様々な倫理的葛藤についてどのように考えたらよいか、スタッフの検討を支援する際のヒントを提示しておきます。以下では、倫理的葛藤を「ジレンマ」として理解した上で解消を検討する方法（仮に「ジレンマ構成法」と呼んでおきます）と、私どものグループ（臨床倫理プロジェクト）が開発した「臨床倫理検討シート」を使う方法とを示します。

◆ ジレンマ構成法：ジレンマの把握と解消を図る

●ジレンマとは：「あちら立てればこちらが立たず」状態

「ジレンマ」は「両刀論法」などと訳される論理学上の用語で、古代から知られています。もっとも一般的に言えば、「ある事柄をめぐって2つの場合があり得るが、どちらも一長一短でどちらのほうが良いともいえない」といったことになるでしょう。こうした状態が私たちにとって実際に「困ったこと」になるのは、上の説明中の「2つの場合」というのが、自分がこれから実行しようとすることについての「2つの選択肢」である場合です。2つの選択肢のどちらを選んでもまずいことが伴うので「選べなくて困った」となるわけです。「ジレンマ」はこのようにして、一般に選択・行動を選ぶ文脈で理解されます。

ジレンマ状態とは、簡単に言えば「あちらを立てればこちらが立たず」ということです。身近な例で示せば、図2-16のようになります。ケーキを目の前にして「食べたい」という気持ちと「太りたくない」という気持ちの両方があ

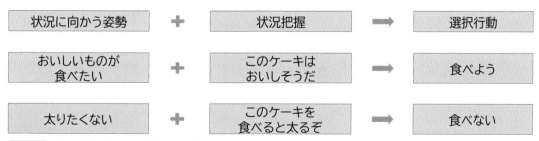

図2-16　あちらを立てればこちらが立たず

るが両立はしないので、「食べようか、食べるのよそうかな」と悩ましいことになります。

　このように、ジレンマをジレンマとして理解するには、すでに倫理的意思決定の支援のために導入した意思決定の構造の考え方 [状況に向かう姿勢＋状況把握⇒選択・行動] を使って、両立しない状況を明確にすることが早道です。

●臨床（看護実践）におけるジレンマ

　臨床（看護実践）におけるジレンマで最も分かりやすいのは、2 つの選択肢のどちらも、意思決定の構造の「姿勢」の部分が「倫理的姿勢」である場合です。例えば、先に「医療側が推奨した治療を、患者 A さんが嫌がっている」という例を挙げましたが、これはジレンマとして状況を整理することができます（図 2-17）。

　ここで両立しない 2 つの選択・行動の構造をみると、医療側は人間尊重と与益という 2 つの倫理原則をそれぞれの構造において倫理的姿勢として発揮しています。それと組み合わされる状況把握とから帰結する選択・行動は、当該の治療を「しない」と「する」という相反する方向を向いています。医療側は人

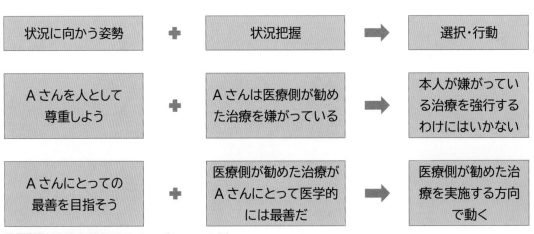

図2-17　治療の選択をめぐるジレンマの例

間尊重と与益の双方の姿勢を体現していますが、その間で「あちら立てれば、こちらが立たず」状態になっており、どちらにするとも決めかねているわけです。

　こういう倫理的ジレンマは、2つの倫理原則が「衝突している」とも言われますが、衝突は複数の倫理原則間で起きるとは限りません。例を挙げてみます。

　〔例1〕認知症が進んだ状況にあるBさんは、経口摂取が難しい状態ですが、「おなかがすいたよう、何か食べさせてよ」と求めています。しかしBさんはまだ元気な頃常々「私の認知症が進んで理性的に判断できなくなった状況で、誤嚥などの理由で経口摂取が難しくなった場合、人工的栄養補給などしないでくださいね」と、状況を良く理解した上で意思表明していました。さて、私たちはかつてのBさんの意思を尊重すべきでしょうか、現在のBさんの気持ちを尊重すべきでしょうか。

　この例では、同じ人間尊重ですが、「かつての責任ある判断ができたBさん」と「責任ある判断ができるとはいえない現在のBさん」のどちらを尊重するかというジレンマになっています。

　〔例2〕抗がん剤治療について選択をするCさんの意思決定を支援する状況があるとします。その抗がん剤はがんを叩く効果による、Cさんの予後の延伸とQOLの向上が見込まれますが、投与中強い副作用があるとも見込まれています。Cさんの人生や価値観を考えると、いちがいに抗がん剤を推奨することが良いとは言えない、という場合、与益原則内で、益になる面と害になる面を単純に比較できないために、「益がある」と「害がない」とが衝突しています。

　倫理的ジレンマは、他にもいろいろな場合があり、看護管理者の立場になると、後に示すような、ケアを要する患者たちに対する与益原則を倫理的姿勢とする対応と、スタッフのワークライフバランスを保障するという組織への社会的要請に応える対応との間のジレンマ等、数え上げればきりがありませんが、

いずれにせよ、ジレンマの構造を複数の [状況に向かう姿勢＋状況把握⇒選択・行動] の間の衝突として、その構造を把握することがまずすべきこととなります。

●倫理的ジレンマへの対応

　こうしたジレンマを解決する道として、衝突している複数の姿勢等の間に優先順位をつける方法が示されることが多いように見えます。しかし、臨床に臨むみなさんは、「優先順位をつけてないし示されて」優先順位が高い要素を含む選択・行動を選んで終り、ということで納得できますか。その際、優先順位が低い要素を含む選択肢を捨てたことに違和感はないですか。机上の倫理学者は論評するだけで、自分の手を汚していませんから、違和感をもたずに過ごせるかもしれませんが、臨床ではそうはいかないのではないでしょうか。初めから優先順位をつけるのではなく、「どちらも満たせる途はないか」と考えましょう。また、「本当にこのジレンマはジレンマなの？」と疑ってみましょう。

　倫理的ジレンマの例として先に挙げた、治療を嫌がるAさんの場合、「本人の意思尊重のほうが与益より優先だ」ということで、治療をしないでおきますか。否、臨床ではなんとか、Aさんの気持ちにも沿い、医療側からみて最善でもある道を見出そうとするでしょう。その際、まずは「なぜ嫌なのかAさんに聞いてみる」という対応をしたとします。ここでは人間尊重原則は単に相手の意思を尊重するだけではなく、相手を共感的に理解しようとする、互いに納得できる道を見出し、合意に至ろうとする、という姿勢をも含んでいると理解していれば、「なぜ嫌なのか聞く」という選択・行動も人間尊重原則に発しているのです。倫理原則を硬直した単純なものとしてではなく、私たちのケアする姿勢を表現しているものとして理解すると、柔軟な対応を見つけられます。ここから始めて、Aさんとの話し合いを通して、当初提案された治療とは別の治療が候補となり、そこで合意できたとします。そうすると、Aさんの意思を尊重するということとAさんにとっての最善を目指すこととの双方を満たすことができたわけです。どちらも満たせる途はないかと思案しコミュニケーションを重

ねて合意に達するのが、臨床倫理的には適切な対応となります。

●ぎりぎりまでジレンマが解消されない場合

　もちろん、これ以上話し合っている余裕がない、本人の価値観と医療側の一般的価値観とは両立できない、医学的に適切な方法が未だ開発されていない等々のことで、臨床の場ではいずれかを優先させねばならない場合もあります。そのような場合「これが正しい」とするのではなく「仕方ない／やむをえない」選択であると自己評価していただきたいのです。「できるだけのことはしたつもりだが、至らなかった」、「いたらなかった点は、患者さんに申し訳ないと思う」という姿勢ないし自己評価が、倫理的に大事です。※

※ギリギリまで合意に至らなかった場合の対応については、「高齢者ケアの意思決定プロセスに関するガイドライン　人工的水分・栄養補給の導入を中心として」（社団法人日本老年医学会、平成24年6月27日）の1.10に基本的な考え方を示しましたのでご参照ください。
https://www.jpn-geriat-soc.or.jp/proposal/pdf/jgs_ahn_gl_2012.pdf

　看護実践において関心の高いトピックの一つとして、身体抑制に関するジレンマを例にとってみましょう。これは図2-18のような構造に分析でき、人間の尊厳と安全確保との間で「あちら立てれば、こちらが立たず」状態になっています。
　ここで、抑制をする選択の構造において状況把握の部分は「患者の安全確保のためには抑制が必要である」であり、これに伴って、「抑制が必要」と判断で

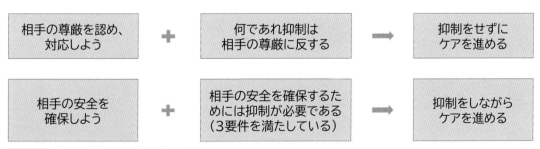

図2-18　身体抑制の倫理的ジレンマ

表2-7 身体抑制が認められる要件

切迫性	利用者本人または他の利用者等の生命または身体が危険にさらされる可能性が著しく高いこと
非代替性	身体拘束その他の行動制限を行う以外に代替する介護方法がないこと
一時性	身体拘束その他の行動制限が一時的なものであること

出典：厚生労働省 身体拘束ゼロ作戦推進会議「身体拘束ゼロへの手引き　高齢者ケアに関わるすべての人に」
https://www.fukushihoken.metro.tokyo.lg.jp/zaishien/gyakutai/torikumi/doc/zero_tebiki.pdf
なお、日本看護協会もこの要件を認めている
https://www.nurse.or.jp/nursing/practice/rinri/text/basic/problem/anzen.html

きるための要件が「切迫性・非代替性・一時性」というように提示されています（**表2-7**）。

さて、状況が3要件を満たしている場合にも、**図2-18**が示す構造がなくなったわけではありません。ただ、「抑制はやむを得ない」として、実践的には相手の安全確保のために、相手の尊厳に反する行動を行うことになります。この場合、「安全確保が尊厳に優先する」と「優先順位をつけられる」のでジレンマにはならない、ないしはジレンマはなくなったのでしょうか？　否、**図2-18**の構造が続いている限りは、ジレンマ状況も続くのです。であるからこそ「やむを得ない」選択をしているのです。

「3要件を満たしている場合は、尊厳より安全確保を優先する」という判断により「ジレンマは解消する」と考えるような選択のプロセスを辿る限り、「抑制ゼロ」は実現しないでしょう。大切なのは、「抑制はやむをえない」と判断する際に、「ジレンマ状態は続いている」ことを忘れないことです。

●両立する途はないかと考え続けること

患者本人の安全を確保するための抑制とはいえ、それが尊厳に反する対応であることには変わりはありません。安全は確保できてもジレンマ状態は続くのですが、実はこのジレンマが続くことこそが重要なのです。ジレンマがあることで、積極的な探求へと向かうからです。

現時点では、やむをえず尊厳に反する選択をしてしまっても、「これが正し

い」ではなく「やむをえない選択」との意識があれば、この状況でも「安全と尊厳を両立するような道はないか」と考え続けることにつながり、そうした姿勢があるからこそ、いつか両立する道を見出す可能性が残ります。

　人間は万能ではありません。やむをえず複数の社会的要請のいくつかを採り、他を捨てる選択をせざるを得ない場面もあります。しかし、それを当然のこととしないで、常に、両立できる道を探求する姿勢こそが、倫理的と評価されるべきものです。

　ケアに携わる専門職として、また、ジレンマ状態に置かれることが多い看護管理者としても、こうした姿勢を忘れないでいることはとても大切なことです。ジレンマ状態に置かれるのは辛いものですが、倫理的にスッキリした判断は簡単に下せるものではなく、むしろ「仕方なく」「やむをえず」の選択のほうが多いかもしれません。しかし、そのなかで両立できる道を探求する姿勢を忘れずにいることが、患者さんの最善の選択、また、スタッフへの適切な倫理的意思決定支援につながっていくのです。

◆ 組織としての倫理に関わるジレンマ

　組織が社会的責務を果たすことと組織として発展することとの間で、またそれぞれの内部で起きる困難については、前節の終りに言及したので、ここではよくある例を挙げて検討してみましょう。

　看護師の入れ替えの時期に、一時的にその数が減少していて、シフトが組み難い状態ですが、患者に質のよいケアを提供するという医療機関としての社会的責務は果たさねばならないと、看護管理者としては考えています。そのためには、この時期に残っている看護師にシフトについて無理をお願いするしかないと思われます。しかし、組織としては所属しているスタッフのワーク・ライフ・バランスに留意し、その生活を護ることも組織の倫理として必要です。ここでシフトをどうしようかと考える看護管理者の立場から現在の状況を見ると、**図2-19**のように分析できるでしょう。

　今例に挙げている事情についてその職場で働く者たちは共通に理解している

でしょう。しかし、組織内における、最上級管理職、上級管理職……一般の看護師（中堅、新人／専門職・事務職……）といった位置の違いにより、見方が異なり、利害が食い違う場合も多いでしょう。違う立場から見ると、ジレンマの把握の仕方が違ってくるものです。先に示した図2-15は、図2-19が示す状況を当の看護師の一人の視点から整理したものとなります。これを見てみると、この看護師は勤務がないことを予定していた日に子どもと楽しく過ごす計画をしていました。ケアの質を保つためにライフのほうで犠牲にするものが具体的に見えてきますね。管理職はただ図2-19のような一般的な見方だけではなく、個々の看護師の個々の事情についての想像力を働かせ、この時期は我慢してシフトを増やしてもらうけれど、看護師が今犠牲にすることの埋め合わせができるように配慮しようという姿勢をとり続けるでしょう。それが、「患者さんたちのためなのだから我慢してよ」とケアの質を保つことを優先してこのジレンマはおしまいと考えるのではなく、ジレンマは残ると承知して、それにど

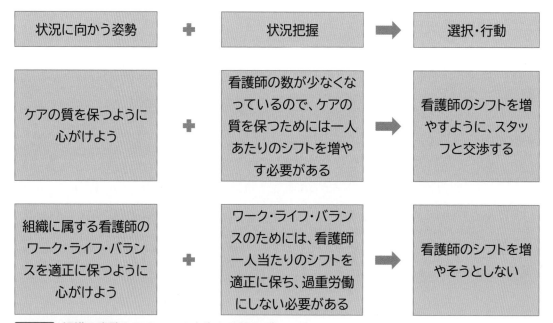

図2-19 組織の責務とスタッフの人生との間のジレンマ

う対応しようか、と考えることにつながります。

　この例から分かるように、臨床倫理の範囲内におけるジレンマについて理解したことは、組織に属する者の倫理等の場面におけるジレンマにも当てはまります。すなわち、ジレンマにおいて対立する複数の倫理的要請等の間で「どちらを優先するか」ではなく、「どちらも満たせる途はないか」と思案し続けることです。そして、いずれかを優先させねばならない場合も、「これが正しい」と片付けるのではなく、「仕方ない」「やむをえない」選択であることを忘れないようにすることです。言い換えれば、いずれかを優先させてジレンマが解消したのではないと理解し、ジレンマへの対応を考え続けることです。

　なお、ジレンマは特定の「○○としての自分」の前に複数の両立できない社会的要請が現れる場合に限りません。「生活者としての私」、「看護職者としての私」「組織の一員としての私」といった複数の立場の間で両立できない社会的要請が現れる場合もあります。特に看護管理者であれば、組織での位置が高いだけに健全な運営・経営を考える必要があり、組織の一員としての責務は大きくなります。自然、他の「○○としての私」の要請とぶつかることも多くなってくるでしょう。

◆ COVID-19 への対応のなかで

　皆さまは2020年1月後半以来、厳しい危機管理的状況の中におかれ、所属する医療機関等の事情に応じて、本節で扱っている組織の責務と維持の問題に直面し、多くのジレンマを経験してこられたことでしょう。

　通常は、住民の健康といのちを護るという社会的責務を果たすことが、利益にもつながるはずですが、COVID-19をめぐっては、拡大防止および感染者の治療という社会的責務を果たそうとすることが、組織の維持を危うくする（経営上マイナスになる）という事態が生じている等と報道されています。医療・ケア従事者として COVID-19 対応を誠実に行っている方たちが、生活者として生きる場面でいわれのない差別や中傷を受けているとも。まさにジレンマというしかありません。

COVID-19 に感染した住民を護るために頑張って医療・ケアにあたるスタッフが管理者自身も含めて疲弊しておられることを分かりながらも、社会的責務を果たすには（感染拡大をなんとか抑えるには）ここで踏ん張らなければと、厳しい状況にあってマネジメントをされる看護管理者の皆さまには、さぞお辛い日々でしょう。私には、皆様に申し上げられる言葉が見当たりません。ただ、本稿で示しました諸概念や分析の方法を使って、現状を整理していただくと、問題の構造を少しは分かり易く把握できるのではないだろうか、そのようにして状況を適切に把握することが、解決の糸口になるのではないか、と心に思うのみです。

6. 臨床倫理検討シートを使う事例検討

　検討したい事例について、以上では「ジレンマ構成法」として、ジレンマを把握し、解消の道を探す検討の進め方を提示してきましたが、これは必ずしもすべての事例検討についてベストな道とは言えません。ジレンマを明確にする段階で、多くの事例は「ここのところを何とかすればジレンマは解消する」と分かるものです。そういう事例の多くは、はじめから「ここのところを何とか」する検討をしたほうが早いということがあります。本当にジレンマと言えるのは、「何とかしよう」と試みたけれども、結局ジレンマがジレンマとして残ったような場合ですが、そうした場合、ジレンマ構成法はジレンマをジレンマとして把握し、「やむを得ない」選択をする道を辿ることになるでしょう。

　そこで、私共は、事例をジレンマとして把握することが適切な場合にも、また、上述の「ここのところを何とかしよう」と考えるような場合にも使える、汎用性のある事例検討の進め方を支援するツール「臨床倫理検討シート」の研究開発をしてきました。ほぼ、完成状態になりましたので、これの概要を以下で、「臨床倫理検討シートを使う事例検討」として紹介します[1]。これは、既に解説しました「情報共有-合意モデル」と「人生と生命」という考え方をベースにした事例検討です[2]。

1) 臨床倫理検討シートによる事例検討の進め方や、これを使った様々なタイプの問題への

取り組みについては、次の近刊書籍を参照：清水・会田・田代編『臨床倫理の考え方と実践──医療・ケアチームのための事例検討法』東大出版会 2021 年刊行予定。
2）以下の説明は臨床倫理プロジェクトが公開している、検討の進め方・検討シートの使い方の簡易な説明をプロジェクトの許諾を得て提示したものです（ごく一部に改変あり）。下記より、検討シートそのものと一緒にダウンロードできます。[5]
http://clinicalethics.ne.jp/cleth-prj/worksheet/

検討シートは、「事例提示シート」「カンファレンス用ワークシート」「益と害のアセスメントシート」の 3 種類で構成されています。それぞれについて、本節で簡単にまとめておきます。まずは先般的な倫理的事例検討の姿勢からです。

◆ 事例検討に臨む姿勢

倫理的な検討というと、しばしば、次のようなあり方を見かけます。

　　状況から自らを引き離して、第三者的に評価する
　　・倫理原則を事例に適用する
　　・原則は結果としての行為をコントロールするもの

しかし、これでは何のための事例検討でしょうか。だれかよその医療・ケア従事者がしていることを、第三者の目でみて、裁いているような姿勢で臨んでいますね。少なくとも臨床倫理の現場では、そのような姿勢は害あって益ありません。たとえ研修会での検討シートの使い方の練習であっても、患者本人とその家族をケアの相手とし、相手のために「どうすることができるか、適切か」を考え、実践するつもりになって欲しいのです。となると、次のような姿勢が望まれます。
　　状況に身をおき、倫理的姿勢をとる主体として考える
　　・倫理原則を自らが体現する
　　・原則は結果としての行為をコントロールするというより、むしろ自らをコントロールする倫理的姿勢の表現

・状況をどう把握するかの検討が核となる

・いかにケアをしていくかを、ケアをする姿勢で検討すれば、それは同時に倫理的検討でもある

◆ 事例提示シート

●事例をナラティブとして共有することを目指す

事例提示シートは、事例検討のベースになる事例の理解を支援するツールです。その事例における医療・ケアの担当者がシートに記述し、臨床での検討の際にはチームメンバー（場合によってはプラス若干名）が話し合いながらそれぞれのもつ情報を記述内容に加えていきます。また、研修会などその事例の医療・ケアに加わっていない参加者が多い場合は、参加者たちが事例を理解するために必要な質問をして、経過の共通理解を目指します。

報告者が経過を記述する時、書かれた経過は報告者によるナラティブ（物語り）となります。報告者はその問題意識を検討の参加者に分かってもらおう（共有しよう）として物語るのです。

●何が問題か、事例の経過のどこがポイントかを理解する

事例の経緯を理解することは、報告者が何を問いたいのか、どこにポイントがあると思っているのかを理解することにつながります。本シートはこうしたことの理解を明確にすることをも支援します。

それぞれの項目の記入の仕方は、85ページの事例提示シートの使用法を参照してください。

◆ カンファレンスにおける検討とカンファレンス用ワークシート

カンファレンス用ワークシートは、事例について共同で検討するカンファレンスでの使用を想定しています。事例提示シートの記述を見ながら、次に示すような順序で参加者で話し合い、その要点をワークシートに記入していきます。途中で、後に説明する実現すると害のアセスメントシートを使って、選択

肢を比較することもあります。

　事例について検討したい点に注目しながら、以下の順序で検討する各項目について、確認できること、検討が必要なことを挙げ、検討が必要な点について検討します。

① A1－A2「医学的にはどうなのか」（医学的妥当性）を検討し、これまで医学的判断に基づいて医療ケア側がしてきたことを振り返ります。

② B1－B2 本人および家族の思いや意向の理解を深めることを目指します。本人や家族が実際に語ったことを記しますが、ただそれで終わりではなく、語りの下にある思いを人生や価値観まで含め、理解しようとします。

③ C,D 以上の A 系列、B 系列の検討の間で必要に応じて C,D を検討します。A,B 系列の検討が一区切りついたところで、今検討している事柄に関する方針を左右するような A 系列および B 系列で検討したこと以外の事情があるかどうか、医療・ケアチーム、本人、家族の間の合意を妨げているポイントがあるかどうか、検討します。

④ A 系列、B 系列、そして C、D の検討を踏まえて E1－E2 の検討に進みます。E1 では、医学的妥当性と本人の人生・価値観・当該の事柄についての意向との双方を踏まえて、本人の人生にとって最善の道を探ります。E2 では、本人にとっての最善を実現するために、家族に対して手当すべきことなどを検討します。

⑤ 最後に E3 の検討：E1、E2 の検討に基づき、これからどのように対応していくかを整理してまとめます。

※各項目の検討にあたっては、事例提示シートをよく読み、当該項目に該当する点、検討する点を見出します。必要に応じて、サポートツール「益と害のアセスメントシート」を活用して、選択肢間の比較をした上で、その結果をカンファレンス用ワークシートの検討に反映させます。

※研修会などでは、以上の検討をグループワークで行い、そのあとで全体会で発表することが多いのです。そういう場合には、できれば記入済のワーク

シートをスクリーンに映し出しながら、主に話し合った諸項目について、上の①〜⑤の流れに沿って、話し合った内容や項目間の関係（あれば）を簡潔に発表するようにします。

項目別の考えること、記すことは 86-87 ページのカンファレンス用ワークシートの説明を参照してください。

◆ 益と害のアセスメントシート

●最善を見出す検討

どのような事例にせよ、患者本人にとって最善で、できれば家族にとっても最善、少なくとも許容できる選択を目指す以上は、候補となる選択肢を挙げて、そのうちのどれが一番よいか（ましか）を検討する必要があります。どれが最善かは、一目瞭然だという場合でも、聞かれたら説明できる必要があります。こうした点を支援するツールが「益と害のアセスメントシート」です。カンファレンス用ワークシートを使って検討している途中で「どれが最善か」を確認する必要があるとなった場合に、このシートを使って検討します。通常、カンファレンス用ワークシートの A1（医学的にはどれが最善か）の検討か、E1（本人の人生にとってはどれが最善）の検討の際に、使うことになるでしょう。以下、益と害のアセスメントに際して基本的な考え方を示します。

●一つの選択肢だけでは、最善かどうか分からない

「この抗がん剤を使えば、延命効果が見込まれますし、辛い症状も軽減するでしょう——でも、使っている間副作用がなかなか厳しいです」という説明で、これが最善かどうか分かりますか？　分かりません。なぜなら、もし同じような効果が見込まれ、副作用はずっと軽くてすむような他の抗がん剤があるなら、これは最善ではありませんし、そういう抗がん剤がないなら、医学的妥当性の限りではこれが最善でしょう。実際、上述のように目下の抗がん剤のことのみを説明している際にも、医療側としては「他に比べて、現時点ではこれが最善」と思いつつ話しているはずです。その思いを明示して、皆で確認できる

ようにしておく必要があります。

●相対的に最善な選択肢の選び方

　このようなわけで、最善の選択肢は、あくまでも現時点で考えられる諸選択肢の間で相対的に最善であるもののことです。その選び方は次のようになります。

① 候補となる選択肢をすべて挙げて益と害を枚挙し、それらを比較して一番良いもの（ましなもの）を選ぶ

　考え方はこのようであるのは当たり前ですが、実際には、益や害にはいろいろで一つの物差しでは測れないので、簡単には比較できません。「薬Aの場合は余命の延伸は相当できますが、QOL の向上は少しだけです――薬Bですと、延命効果は少しだけですが、QOL はとてもよくなります」という場合があったとして、余命の長さと QOL とを単純に足したり引いたりはできません。医学的妥当性の判断に際しては、一般的価値観を想定して一般的にはどちらがよいかを判断するかもしれませんが、そこで使われる価値観（評価の尺度）は絶対的なものではなく、個々の患者本人の考え方に委ねる部分が多いと言えましょう。この点からも、既に述べた一般的価値観による評価で終わらず、本人の人生・価値観に基づく評価をする必要があるのです。

② 治療・ケアのターゲットが決まっている時は、それを達成する見込みがある選択肢の中で、害が最小のものを選ぶ

　例えば、人生の最終段階にある人にとって緩和ケア中心の医療が適切であることが多いですが、この場合、上述の例のような余命と QOL という異なる物差し（評価の基準）の間で、QOL を優先して選択するということになります。ですから、疼痛が緩和され、余命も縮まらない治療ができるならば問題ないですが、疼痛を緩和できる見込みの治療を選択すると、全身状態が弱っているので余命に影響があるかもしれないという場合であっても（そういうケースがあるとしたならば）、医学的妥当性としてはこれが推奨されるでしょう。

　項目別の記入の仕方は、88 ページの益と害のアセスメントシートの説明を参照してください。

7. おわりに

　　看護管理者として、スタッフのケア実践の支援および教育に必要な倫理について、生活者、医療・ケア従事者、医療機関に属する組織人という3つの立場を念頭におきながら、概説しました。全体を見渡すだけでも随分紙面を使ってしまいましたが、読者の皆さまにとって、看護管理者としての倫理について、これからどのようなことを検討し、実践していけばよいかについて、全体的な見通しを立てる一助となることができれば幸いと思っております。

臨床倫理検討シート 2018 年夏版

〔臨床倫理検討シート〕　　事例提示シート

＊検討内容：| 前向きの検討 |：方針の決定／医療・介護中に起きた問題への対応
　　　　　　| 振り返る検討 |：既に起こったことを見直し、今後につなげる

記録者〔　　　　　〕　日付〔　　年 月～ 月　　　　　〕

> 検討の種類によって、「前向きの検討」「振り返る検討」のどちらかを○で囲む。前向き：「これからどうする？」を含む場合　振り返る：過ぎたことを省み、今後に備える

〔1〕本人プロフィール

・本人の年齢・性別・家族構成・職業等について、簡潔に記す。既往症等は、ここに記すか、経過の冒頭に記すか、記録者の裁量による。開かれた場で検討する場合には、本人が特定されないように配慮し、「A さん、男性、70 代後半」などと匿名性を高めるよう努める（次の経過も同様）。

〔2〕経過

・時間の流れに沿って、医学的なことも、コミュニケーションの流れも併せ記す。

・記されたことは事例報告者による〈ナラティブ〉である。報告者が一緒に検討をする参加者に知っておいて欲しいことが、取捨選択されて記されている。

・経過の理解は、検討のための基礎になる。参加者は事例全体の流れをつかみ、報告者が検討したいと思っている点を理解するとともに、自分なりに事例について考えはじめる。

・臨床現場で担当チーム内で検討する場合は、個人情報が盛り込まれた記述となるため、情報が漏れないように配慮が必要である。また、報告担当者の報告に続いて、参加者が本人・家族と対応する中で得た情報を追加することにより、チーム全体が共有するナラティブとなることを目指す。より広い範囲の参加者による検討の場合は、年月日、登場人物の氏名等、個人が特定されないように配慮した表現をする。

・経過を記した後、これを見直して、検討したい分岐点を見出し、そこに〈1〉〈2〉…と記す。

・「分岐点」とは「分かれ道」であり、これからどう進むか、複数の選択肢があり、考えて選ばなければならない状況・時点を記す。また、すでに選んで進んだが、その選択について振り返って検討したいという過去の分岐点があることもある。

【本人の人生に関する情報】

・事例の経過に入れるエピソードではないが、本人の人生、生き方や価値観について（場合によれば、家族についても）聞き取ったことをメモ。本人の最善を考える上で参考になるかもしれない。

〔3〕分岐点

・「経過」に記した分岐点〈1〉〈2〉等について、それぞれどういう内容の分岐点かを簡潔に記す。

・事例検討の大半は、「これからどうするか」、「あの時、あれでよかったか」という問いが検討のテーマになる。したがって、ここには事例を選んだ者・グループの問題意識が簡潔に提示されることになる。

〔臨床倫理検討シート

【分岐点・検討のポイント】
・検討シート〔事例提示〕の〔3〕分岐点を基本にして、何を目指して検討するかを簡潔に記す。途中で変更も可。

〔C〕社会的視点から
・次のような場合、要点を記し、必要に応じて検討した上で、A、B、D、Eの検討に際して考慮する。
・検討している選択が、社会的公平・公正、第3者の利害、利益相反、社会資源の配分・活用に関係する
・法、ガイドライン、社会通念等に関係する

Start 1

〔A1〕医学的・標準的最善の判断〔必須項目〕

・検討テーマに関連した医学的情報をまとめる。
・事例の経過で主治医等がどう判断していたかを書いた上で、それが適切かどうかを検討する、という場合もある。
・標準的最善の判断：現在、医学の側で本事例のような病状について一般的に最善とされている選択肢を示す。
・支援ツール「益と害のアセスメント」を適宜使用する。

〔E1〕本人の人生にとっての最善〔必須項目〕

・A1とB1、必要に応じてさらにB2を併せ、本人の人生にとって、何を目指すこと、どのような選択をすることが最善かを総合的に検討する。
・〔生命についての医学的判断→人生の最善についての判断〕〔情報共有―合意モデル〕に則った検討。

〔E2〕家族への配慮

・E1とB2から、本人の人生にとっての最善を実現すると共に、家族の人生にとってもマイナスにならない配慮を検討する。
・例えば、家族の加重な負担を避ける手立て、また家族の悲嘆・不安等へのケアなど。

Goal

〔E3〕今後の対応の方針*〔必須項目〕
・E1 & E2の検討を踏まえて、これからどのように本人・家族その他関係者と対応していくかを枚挙し、配慮すべき点があれば併せ記す。
・E1、E2に記入したことの一部をピックアップして、箇条書きにすることになる場合もある。できるだけ、「何をする

2018 年 夏版

ンス用ワークシート

〔A2〕医療側の対応

・A1 に連動して、本人・家族側にどう働きかけたか、要点を記す。

・医療側→本人・家族の対応で検討すべきことがあれば記し、検討を加える。

【作成者・作成日】
グループワークの際は、ここに大きくグループ名を記入する。

〔D〕合意を妨げている点

・医療側、本人、家族および意思決定に参与するその他関係者の間で、合意を目指す際にネックとなっていること（合意を妨げる点）があれば、記す。

・合意を妨げる点をジレンマとして整理する場合に、この欄を使うことができる。

Start 2

〔B1〕本人の思い（意向）〔必須項目〕

・事例の経過に現れた、本人の理解・意向や表明された／隠れた気持ちをまとめて記し（気になった点など中心に）、そこから本人の思いの理解を深めるよう努める。

・本人の人生にとっての最善を考える際に、本人の人生や価値観について理解することは基礎になる。それらを本人が表明している希望や好み、エピソードから探る。

〔B2〕家族の思い（意向）

・本人について B1 で記したこと、検討したことと同様のことを、家族について記し、検討する。

・特に家族が医療側から見て、ひっかかるような言動をしている場合、思いについての理解を試みることは、検討全体の中で要となる場合がしばしばある。

をより簡潔、かつ具体的に書く。

・振り返る検討の場合、次の諸点を検討する。

①経過全体を振り返って、良かった点、別の対応もあり得た点。

②今後同様の事例に対する際に、どのような点に留意するかを検討する。

〔臨床倫理検討シート〕　益と害のアセスメントシート（A1&E1 用）

	選 択 肢	この選択肢を選ぶ理由／ 見込まれる益	この選択肢を避ける理由/ 益のなさ・害・リスク
	・どのような選択肢かを簡潔に記す ←左欄には選択肢の番号を記入	・この選択肢を選ぶことに傾ける理由を記す ・この選択肢がもたらすと見込まれる益など ・誰にとっての益かを明確にする記入を心掛ける（下方欄外の注記を参照）	・この選択肢を選ばないように傾ける理由を記す。この選択肢がもたらす害やリスク（有害性）、 選んでも益が見込まれない（無益性）など ・益と同様、誰にとっての害等かを明確に

① A1 の検討の中で、医学的・標準的最善の判断のために選択肢の比較をすることになった場合には、当該事例の本人の身体状況（病状等）の場合に一般的に見込まれることを中心にメリット・デメリットを記す。

② E1 の検討において本ツールを使うことになった場合には、この段階までに挙げられた選択肢を比較する。この場合、メリット・デメリットは、医学的・客観的見地からのものか、本人にとってのものか、または家族他にとっての都合・好みかを区別し、各メリットないしデメリットの冒頭に〔家○〕〔医×〕等と記す。

③ ①のアセスメントをしたが、B 系列等の検討を経て E1 において更なるアセスメントをすることになった場合には、本人や家族の状況や意向等に由来する新たな選択肢があれば追加し、挙がっている各選択肢に追加するメリット・デメリットを、②と同様に、どの見地からの、または誰にとっての益・害かを区別しながら記す。

📖 引用・参考文献 ···

　　　1）公益社団法人日本看護協会　認定看護管理者カリキュラム基準
　　　2）日本看護協会版「病院看護管理者のマネジメントラダー」
　　　3）勝原裕美子. 組織で生きる　管理と倫理のはざまで. 医学書院, 2016, 110-111p.
　　　4）Fry & Johnstone, Ethics in Nursing Practice : A Guide to Ethical Decision
　　　　Making. Wiley-Blackwell.
　　　5）臨床倫理検討シート：臨床倫理ネットワーク日本　http://clinicalethics.ne.jp/
　　　　cleth-prj/worksheet/（参照 2021-1-15）

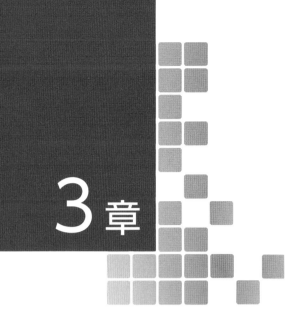

3章

座談会：倫理を志向する組織と
人をどう作り・育てるか

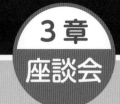

3章
座談会

倫理を志向する組織と人を
どう作り・育てるか

臨床倫理は一人で実践できるものではなく、同じ方向を向いた組織や多職種の存在が必要となる。そうした組織をどう作り、倫理を志向する仲間をどう育成していくか。ベテランの具体的な取り組みのコツを、清水氏に聞き出してもらった。

臨床倫理との出会いを振り返る

清水 本日の座談会に参加いただいたみなさんとは、おつきあいの長短の差はともかく臨床倫理というところでそれぞれつながってきましたが、このメンバーで一堂に会するのは初めてですね。せっかくですから、みなさんの倫理との出会いをあらためて伺ってみたいと思います。

濱口 私は石垣靖子先生に憧れて、1994年、当時、先生がいらっしゃった東札幌病院に押しかけて就職しました。その頃、清水先生も臨床倫理委員会の外部委員、そして臨床倫理セミナーの外部講師として毎月病院にいらっしゃっていて、病院全体で臨床倫理に配慮した実践がなされていたため、本格的に倫理に関心を持って学びました。その後、静岡県立静岡がんセンターやがん研究会有明病院などでがん看護を実践し、現在、千葉県松戸市にある新東京病院で副院長・看護部長を務めています。がん研有明病院では、高屋敷さんと一緒にお仕事させていただいたというご縁もあります。

出村 私は、金沢大学附属病院でこの4月から臨床倫理担当として副看護部長を務めています。当院では、2013年に北陸地区の臨床倫理事例検討会を開始しており、そのご縁で石垣先生、清水先生のお話を一スタッフの頃から聞かせていただく機会を得ていました。臨床倫理担当の副看護部長として、まだ経験を積んでいる段階です。今日は、皆さまのお話から勉強させていただきたいと思っています。

高屋敷 現在は、岩手県立大学看護学部で教鞭を執っていますが、その前は、

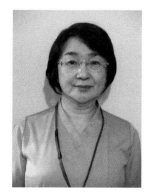

菅原 秀子
（すがわら・ひでこ）
特定医療法人盛岡つなぎ温泉病院　副院長兼看護部長。1973年4月～岩手県医療局入局。2007年4月～2009年3月岩手県医療局本庁看護指導監。2009年4月～岩手県立中央病院看護部長、2012年3月定年退職。2012年4月～2015年3月、恩賜財団北上済生会病院総看護師長。2016年4月～現在、特定医療法人盛岡つなぎ温泉病院副院長兼看護部長。2017年～清水哲郎先生主宰「岩手臨床倫理研究会　発起人」のメンバー。岩手臨床倫理セミナーにファシリテーターとして参加。

当時濱口さんが副看護部長を務めていらっしゃったがん研有明におりました。2008年、緩和ケア認定看護師の研修先として北海道医療大学を濱口さんに推薦され、そこで石垣靖子先生と出会いました。そうした人の縁から倫理の大切さに触れました。

　それまで倫理というのは固い、自分の実践からは遠い特別なものというイメージを持っていたのですが、先生方との出会いから、倫理とは看護そのものなのだと気づかされました。その後、東京に戻って清水先生の臨床倫理の講義の存在を知り、通い、事例検討にも参加し、患者さん・ご家族によりそうケアの大切さをあらためて学びました。

菅原　私は、2016年から盛岡つなぎ温泉病院の看護部長を務めています。病院機能評価の更新を控えていたことから、全職員対象に倫理についてのご講演を高屋敷さんにお願いしたことが出会いでした。その際振り返りの事例検討も企画していただきました。翌年、清水先生が主催する岩手臨床倫理研究会の発起人メンバーに加えていただいたことがきっかけで、これも清水先生主催の臨床倫理プロジェクトが行っている岩手臨床倫理セミナーのファシリテーターを務めさせていただいたりと、近年は深みにはまっています（笑）。

高屋敷　菅原さんの病院で講演をさせていただいた割には、先ほども申し上げたように、倫理は重いし固そうだし、倫理綱領を暗記しなくてはならないのかぐらいにネガティブに捉えていて、看護実践と結びつくイメージはありませんでした。それが30代で濱口さんに出会ったことで、そのイメージがすっかりひっくり返りました。振り返れば、それまでは「看護師である私の役割は、医師がベストと考えた治療の必要性を患者さん・ご家族に説明し、理解してもらうこと」と受け止めていたように思います。患者さんが医師の勧める治療にNoと言う、例えば、手術ができる状態なのに手術をしたくないと言う、治る可能

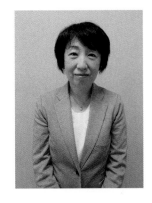

高屋敷 麻理子
（たかやしき・まりこ）
岩手県立大学看護学部・看護学研究科講師。1994年岩手医科大学附属病院、1998年北海道恵愛会札幌南一条病院、2003年日本赤十字社盛岡赤十字病院、2011年がん研究会有明病院、2011年日本赤十字社盛岡赤十字病院。2019年より現職。2015年岩手県立大学看護学研究科成人看護学（がん看護専門看護師）修士課程修了。研究領域は、緩和ケアに関する研究、がん薬物療法における看護に関する研究、がん患者・家族の意思決定支援に関する研究。

性はあっても化学療法は受けたくない、そのような場合に、その人のこれまでの人生を考えることなく、ただ治療を受けるメリットを説明して説得しようとしていたのだなと感じました。

　濱口さんから倫理について学んで初めて、自分は医療者という立場でしか患者さん・ご家族の状況を見ておらず、その枠のなかでメリット・デメリットを考えて調整しようとしていたんだなぁと気がつくことができました。

　その頃、濱口さんは看護管理者として院内教育を担当されていて、倫理を学ぶ一方で現場でジレンマを感じることも多くなって、濱口さんの姿を探しては足繁く相談に通う日々だったのですが、「私はこう思う」と指導的に教えるのではなく、「その状況ならば、ここにアプローチしてみては？」「こう伝えてみたらどうだろう」など問いかけながら、動き方や考えなどを引き出してくれた。後から振り返ると、まさに倫理的意思決定支援だったり、コンサルテーションだったわけです。そのころはそんなこともわからず、でもやってみると新しい発見があって視野は広がるし、自分も変化していく。周囲の意見も聞くようになって、「じゃあ、どうしようか」と自然に倫理カンファレンスもするようになっていきました。一見、医療的にはベストの選択とは相容れないような患者さんの選択も受け止められるようにもなって、自分の器が広がったようで感激しました。このときの経験は今でも大事にしています。

　濱口さんのエピソードが長くなって恐縮ですが（笑）、何かの折に濱口さんがアドバイスしてくれた「急がば回れ」という言葉の本当の意味は、臨床倫理の学びのなかでわかったように思います。私は、ついゴールへの最短ルートはこれ！と考えてしまうのですが、人の気持ちが固まるのを待つこと、動く前に周囲の環境を整える重要性を教わりました。まさに、急がば回れです。その言葉に加えてもう一つ、当時濱口さんのおっしゃっている言葉の意味がわからない

94　Nursing BUSINESS 2021 春季増刊

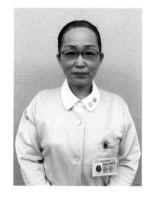

出村 淳子
（でむら・じゅんこ）
金沢大学附属病院　副看護部長（臨床倫理担当）。金沢大学医療短期大学部、富山医科薬科大学医学部看護学科で学ぶ。1997年金沢大学附属病院に入職後、消化器外科、手術部、血液内科・呼吸器内科、外来、乳腺科・産婦人科を経験し、耳鼻咽喉科頭頸部外科の看護師長を経て2020年4月より現職に至る。看護部の臨床倫理の委員としても活動し、現在は、臨床倫理コンサルティングチームのコアメンバーとして、院内の倫理的問題にも対応している。

こともあったのですが、そんなとき「10年後にわかればいいと思って話しています」と、よく言われました（笑）。気がつくと、学生に同じことを言っている自分がいて、この2つの言葉は、今の私を作ってくれたように思います。臨床倫理は自分を成長させてくれるし、人を育てることにもつながるのだなと感じています。

倫理を考えられる組織に

清水　お二人とは長いつきあいですが、濱口さんからそのように教わったのは初めて知りました。看護管理者であった濱口さんから見て、高屋敷さんの成長はどのように映っていたのですか？

濱口　そのお話をするには、まず石垣先生について触れなくてはなりません（笑）。石垣先生を見ていて、本当にすごいと感じたのが、よくおっしゃっている「人をかけがえのない存在としてとらえる」「誰もその人の人生を代わって生きることはできない」という言葉が、日々のケアのなかに溶け込んでいたことです。それが組織風土の土台ともなっていました。その後、静岡がんセンターに移ったのですが、そこはゼロからの立ち上げだったので、言葉は悪いですが、寄せ集め集団から組織文化を作りあげることに注力しました。その後、がん研有明病院に移りましたが、そこは日本で一番古いがんの専門病院で100年を超える歴史がありました。当時は、医師が主導となり、生物学的生命中心で治療が進むという組織風土ができあがっていましたら、カルチャーショックは大きなものでした。

　私は、人は信頼されてこそ力を発揮できると考えていますので、患者さん・ご家族からはもちろんのこと、チームのメンバー同士が、どれだけお互いを信

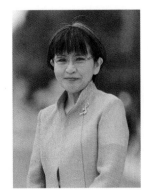

濱口 恵子
（はまぐち・けいこ）

医療法人社団誠馨会 新東京病院 副院長・看護部長。1983 年千葉大学看護学部卒業。1983 年国立がんセンター（現国立がん研究センター中央病院）。1987 年聖路加看護大学（現聖路加国際大学）で基礎教育に携わる。1994 年聖路加看護大学大学院修士課程修了。1994 年から 7 年間、石垣靖子氏のもとで臨床経験を積むため医療法人東札幌病院に入職、2001 年静岡県庁、2002 年静岡県立静岡がんセンター異動、2004 年がん研究会有明病院、2019 年より現職。部長業務の傍ら、臨床倫理の研修も担当する。1996 年がん看護専門看護師。

頼し尊重しあえるかという組織風土を作るため、挨拶をしあうことが当たり前のところから始めたような気がします。当たり前のことには倫理も含まれていて──清水先生の言葉で衝撃を受けたものがあるのですが、それは「すべてのケアの活動には倫理的側面が伴っている」というものです。どうしても倫理と聞くと身構えてしまうところがありますが、先生は、滅菌ガーゼは素手で扱わないという行為にも、患者さんの害にならないようにという倫理的姿勢が伴っていることを例として出されています。「これも倫理なのか」と私にとってのパラダイムシフトでした。医療行為には倫理的姿勢が伴うわけですから、ふだん行っている当たり前の行為のなかに倫理があるのだと、腹にすとんと落ちました。

　そんな当たり前ともいえることを大切にしていき、そしてスタッフと「こういうことは大事だよね」と対話をして語り合う。そうすることで徐々に当たり前のことを大切にできる組織に変わっていきます。当時の看護部長に「濱口さんは種を植えてくれているね」と評されたように、人は簡単には変わらないものと思って接しています。また、自分が中心となって解決するのではなく、スタッフ自身が活躍してくれるようにと黒子に徹してきたので──ようやく高屋敷さんについてのお話にたどり着きましたが（笑）──高屋敷さんにそれが伝わっていたのが、とてもうれしいですね。当時、高屋敷さんは、とにかく好奇心の塊で、感心するぐらいに物事にのめりこんでいました。そうした高屋敷さんの存在に周囲の人が影響を受けて、人の輪ができていくのを見ていましたね。

菅原　倫理とのかかわりということでは、ちょっとレベルの違う話で恐縮ですが、私が学んだ時代は看護教育に看護倫理はありませんでした。あるとき、石垣先生が私の働いていた岩手にご講演でいらしたことがあったんです。先生のお話をうかがうなかで、「あ、私もそんな思いを持っていたな」と思えた。これ

96　Nursing BUSINESS 2021 春季増刊

が私の倫理との出会いですね。その後、看護管理の研修を受けるなかで、看護倫理についても深く考えるようになっていきました。

　今は、看護学生に看護管理の講義をしていますが、倫理の講義もありますし、今の看護師は基本的な知識を持って現場に入ってくるのだなと隔世の感があります。私が新人の頃は、自分も回りも倫理について知らないというのが現実でしたので、自分が看護管理を担うようになってからは、中堅看護師の院内教育、また県立病院全体の現任教育に倫理を取り入れていった経緯があります。その時、座学だけでは身につかないと思いまして、グループワーク形式で事例検討を企画しました。やはりグループワークで行うと、学びがしみこんでいくような感じを覚えます。

　先ほど申しましたが、全職員対象の院内研修の際、高屋敷さんに、過去の事例検討の場面をその時のチームメンバーで振り返って演じてみてほしいと言われ再現しました。場面再現後、高屋敷さんは鍵となる場面を振り返り、"その時あなたは何を考えていましたか"と問い、その時々のメンバーの潜在的な心の動きや気持ちを引き出すように聴いてくださり、倫理的視点で意味づけなどをしてくれました。なによりもうれしかったのが、否定的なことはおっしゃらず、最後まで肯定的なコメントをしてくれたので、参加しているメンバーたちは自分の実践に自信を持てたようでした。管理者としては、ありがたくもうれしい機会でした。

　現在、当病院で倫理についてどのような取り組みをしているかというと、緩和ケアチームがラウンドした際に、倫理的な課題をみつけたらカンファレンスを行うという仕組みになっています。複雑な事例は、臨床倫理検討シートを活用して検討を行います。このほか、現場でもカンファレンスが行われており、看護師だけでなく多職種が参加しています。当院はチーム医療が浸透してお

り、職種間の垣根が低いのが強みになっています。病棟でも日常的に多職種が話をしており、カンファレンスをすると自然にすっと他の職種が入ってきたり、あるいは声をかければ参加してくれる。そういう風土ができているのはうれしいところです。ただ、まだ日常的にカンファレンスが行われているとまではいかないので、日常的に開ける環境を作りたいと考えています。

清水　多職種が参加するカンファレンスはなかなか難しいところがあると思いますが、自然にできているというのはなにか工夫があったのですか。

菅原　病棟毎に週に1回、多職種による回診が行われています。患者さんのもとを多職種が回ることで、治療方針を皆で共有し、方向性を理解してケアにあ

濱口恵子氏による「組織づくりと人づくりに役立つヒント」①

石垣靖子氏、清水哲郎氏、濱口恵子氏の鼎談から、組織と人を成長させるヒントとなる濱口氏の言葉を抜粋しました

日本看護学教育学会第30回学術集会　教育鼎談より

外来で意思決定が行われる時代

　私はがん看護専門看護師でもあり、長い間がん看護、緩和ケアに関わってきました。最近感じるのが、患者さんの意思決定が外来で行われる時代になったということです。たとえばがんの患者さんは、受診や検査を行う診断期、治療法を決定し・行う治療期、治療の経過を観察する慢性期、再発・転移などによってまた診断期に戻るなど、行きつ戻りつしながら病気とつきあっていきます。この過程は意思決定の連続です。外来で意思決定をしてから入院治療になりますし、実はほとんどの治療が外来で行われたりするので、意思決定は外来で行われているのです。

　意思決定は、心理状態に大きな影響を受けます。がんが発覚すれば、多くの患者さんは落ち込まれ、平常心とはかけ離れたつらいお気持ちにあるなか、自分の人生の時間や質を決めるような重大な選択を医療従事者の関わりが少ない外来で決めなければならない、そんな現実があります。

　かつては、まず入院してから治療をどうするか考えるなど、看護師がかかわる時間が多くありました

たっている。そうしたなかで、日常的に患者さんのことについて会話をしていることが大きな影響を及ぼしているのかなと思います。

清水　私も石垣先生とよくいろいろな病院にいきますが、病院ごとにカラーがあるなと感じます。看護部だけで固まっているところもあれば、事務職員まで参加するところもあったりと。出村さんのいらっしゃる金沢大学附属病院は、そうした文化はできていますよね。

出村　多職種の連携は、比較的できていると思いますが、カンファレンスの開催など、看護職が声をかける中心になっているのは実情です。チーム医療が風土として根付いていくのを期待していますし、自分たちもそこを育てていかな

が、今や、大きな手術であっても入院は1～2日前ということも珍しくありません。外来での意思決定支援に看護師がどうかかわるか——このために最も重要であるのが "しくみ" をどう整えるかということだと考えています。

　病棟は7対1など看護配置基準に基づく看護師の人数に対して診療報酬を得ることでできますが、外来の配置人数の基準は医療法で定められているだけで1948年から変わっておらず、患者さん30人に対して看護師は1人です。外来看護師の人数に対する診療報酬はありません。簡単に人数を増やせば、病院経営に影響します。

　このような外来の状況でいかに意思決定支援をするかは、悩ましい問題ですが、子育て中の時短勤務者は経験豊かですし、誰をどこに配置するのか、そして、外来での意思決定支援の仕組みをどうするのかについて、看護管理者が考えることが大切だと思っています。以前に勤めていた病院では、初診の患者さんには看護師が必ずお会いして、その人が何を大事にしているのか、現在の思いや生活の背景などを伺うということをしていました。どこの病院でも同じことができるわけではありませんが、患者さんが抱えている問題を、看護師間、あるいは多職種でバトンを渡しながら、短い時間のなかでもかかわれるようにしておくことは大切です。在院日数が減って外来の患者さんが増えているなか、要所要所でかかわることはとても大事だと思います。外来や在宅こそ、エキスパートの看護師が必要だと思っています。

ければと思っています。

清水　小藤さんが看護部長を務められていたときに身体抑制ゼロを達成されていますが、看護師だけでは達成できなかったと思いますが、まだ、課題と感じるところがあるのですね。

出村　カンファレンスの場に医師も参加していますし、一緒に考えています。よい方向に変化しているのは感じます。小藤前看護部長が、人間尊重を実現することの意義を、強く語られたことが組織に影響を与えたと思います。そのなかで、現場の自分たちが看護師としても何ができるかを考えながら実践してきました。そうした財産を引き継いで、もっと大きく育てていきたいですね。

　個人的には、看護師の育成に重きを置いています。さきほど、濱口さんの「種

濱口恵子氏による「組織づくりと人づくりに役立つヒント」②

話し合える現場を創る

　治療法の決定においては、言うまでもなくエビデンスは重要です。治療をすることでどの程度の割合で効果が望めるのか、重大な合併症が起こる可能性はどの程度か、生活に支障があるような変化が起きる確率は——こうしたことを知るのは大事ですが、決めるに際して大切なのは"価値判断"です。

　価値判断を下すには、患者さん、ご家族、医療職の間で十分に話し合い、患者さんご本人の人生にどのような影響があるのか、全体的な視点で考えるしかありません。ここで大切なのが、「話し合える現場」であるかということです。私は、話し合える現場でないと意思決定支援もできませんし、倫理的配慮も行えないと考えています。

　医療というものは不確実で、実際に行ってみないと効果があるかはわかりません。例えば、70％の可能性と言われたとき、70％という数字をどう意味づけするかは患者さんの価値観によります。患者さん、ご家族だけでなく、私たち医療職も不確かさのなかにいます。だからこそ、清水先生が提唱する「"本人が決める"と"皆で決める"の融合」がとても大切だと思っています。これはご本人が決めることを否定し

を植える」という素敵な言葉がありましたが、植えた種をどう育てるかをよく考えます。当院は、2015年に看護部のなかに臨床倫理看護部会という委員会を設置しました。これは、各部署の副看護師長が倫理的風土の醸成を目的に活動するという仕組みです。たとえば、日々の実践のなかで、二人でベッドサイドにいったときなど、「あなたの今のこういう気づきも倫理的に大切なことだよ」と、できるだけタイムリーにフィードバックします。日々、種に水や肥料をあげるような働きかけを意識しています。毎日看護業務を行っているなかで、倫理は日々の行為のなかにあることを伝え続けることを大切にしたいと思っています。私は院内のラウンドをしていますが、ナース全員に声をかけられるわけではないので、看護師長や副看護師長など、そうした役割を果たすこ

ているのではなく、ご本人の生き方や人生の事情を伺い「私はこのように生きたい」という本人の意向を尊重し、「そのように生きたい本人にとってどういう選択が最善か」を皆で考えるプロセス——ここにこだわっていきたいと考えています。

　このような話し合いはアドバンス・ケア・プランニング（ACP）につながっていくと思います。病気の重症化や意思決定ができなくなることを予想した、ある期間限定のACPではなく、話し合いを通じて皆で決定し、患者さんの人生観や価値観、希望に添った将来の医療・ケアを具体化することを目指す、本来的なACPが実現できると考えます。

　こうした意思決定支援では、看護師が自分の思いを言語化する力が必要です。どんなに患者さんのことを思っていても、あるいは技術や知識があっても、それをチームで共有しないと患者さんには届けられません。ですから、ちゃんと自分の思いを声に出して伝えられる、言語化できる看護師になってもらいたいと思っています。

　一方で、自分の思いを発言してもらうには、安心して話せる場・雰囲気も大事です。そうした組織風土を作ることも看護管理者にとっては重要な役割です。心を込めて熱心に伝える、その言葉に耳を傾ける風土、表現は多少拙くても、肯定的な言葉と態度で話し合いができる、そんな現場を作っていきたいと思っています。

とができる人を増やしていきたいと考えています。こうしたことが組織の活性化につながると思います。

濱口　多職種によるカンファレンスは永遠の課題と言えるかもしれません。カンファレンスは"手段"ですよね。私は目的と手段をわけて考えるようにと常に伝えています。カンファレンスを開くことが目的ではなく、開いて何を達成するのかが大事です。よく看護職は医師が参加してくれないといいますが、みんなで集まって座るという形が重要なわけではないですから、朝と夕、医師が来たときに「先生、この患者さんのことなんですが……」と相談することです。

濱口恵子氏による「組織づくりと人づくりに役立つヒント」③

日々のごく当たり前のケアを大事にする

　私が看護学生の方々に培っていただきたいと思っているのが、次のような姿勢や力です。

①患者・家族の思いや価値観を理解し、それを尊重しようとする態度

②グループワークやカンファレンスなどで声を出して自分の思いや考えを発言できるようになること

③キーワードを入れれば知りたいことを知れる時代かもしれないが、答えがないことを考えたり、自分と異なる意見を大切にしたり、混沌とした中に身を置くこと

④臨地実習ではベッドサイドでの時間を大切にして、大いに悩み、考え、感じること

⑤人のせいにしないで当事者意識・自己責任の考え方をもつ訓練をすること

　これらは、もちろん看護師になってからも大切にしてほしい事柄ですが、実務に就くと複数の患者さんを担当することになり、「業務が忙しくて看護ができない」「患者さんの話をゆっくりと聴いていられない」などの言葉をスタッフから聞くことがあります。

　そんなとき私は、「業務ってなんだろう」「看護ってなんだろう」と問いかけるようにしています。

　点滴を交換するという行為一つのなかにも、患者さんとのやりとりは存在します。ちょっと元気がないように見受けられるといった観察をして声をかけることもできるでしょうし、退室する際に患者さんの履

立ち話でもいいのです。そういうことがすごく大事です。ある医師から、「カンファレンスに出てくれと看護師に言われるけど、論点がよくわからないんだよね」言われたことがありました。そこで、Jonsen の 4 分割表を使って検討したら、「何を話し合っているのかがわかった。ああ、こういうことがやりたかったのか」と理解してくれ、参加してくれるようになったということもあります。大事なのは成功体験というか、医師はカンファレンスについてよい場と思ってくれたら参加してくれます。多職種カンファレンスが根付いていない組織は、成功体験を意識するのがいいと思います。

物を揃えるといった配慮をしたり、環境整備を行ったり。あるいは清拭で温かいタオルを背中にあてて、患者さんが「あぁ、いい気持ち…」と深いためいきをつくと、身体がホッとすると同時に心もホッとして本音が出てきたりするものです。

　こうした日々のごく当たり前のケアを大事にしてほしいと願います。

　患者さんの意思決定支援は、特殊な場面を切り取って行うものではありません。患者さんに関心を持ち続け、対話を重ねることです。清潔ケア、快適な環境の整備、苦痛の緩和——基本的な看護を日々きちんと提供することが信頼関係につながり、尊厳を守ることにもつながります。これは倫理的配慮そのものだと思っています。そしてこれは、一人ひとりのスタッフがそれぞれで行うだけではなく、そうした行動を取れる組織風土を作っていくことが大切だと感じています。スタッフの行動は組織風土の影響を受けますから。

　私は、石垣先生のもとで働きたいと思い、当時、先生が副院長・看護部長を務められていた東札幌病院に履歴書を持って押しかけたことがあります。石垣先生は、副院長・看護部長というお立場でありながら、毎朝 7 時に全病棟をラウンドし、また、毎日のカンファレンスに参加して看護を語り、スタッフと意見を交わす——そうした行動によってスタッフの物事の考え方が変わっていくのを目の当たりにし、これが組織文化を作るということなのだと感銘を覚えました。さらに、当時、「倫理セミナー」で清水先生が私たちの話し合っていることを意味づけてくださったり———。そうした経験が今につながっていることを感じます。

多職種カンファレンスを根付かせるには成功体験が重要

高屋敷　成功体験は大切ですね。循環器の医師は、末期の患者は鎮静しかないと思っている方が多いのですが、看護師としては、もしかしたら麻薬を効果的ではないかと考えて少量を使ってみることを提案したケースがありました。医師は、がん患者ではないのだからと拒否されたのですが、臨床倫理検討シートをデスカンファレンスで使ったところ、「社会的視点からの留意点」の欄で、現在は非がんの循環器の患者さんにも緩和ケアが適用され、少量の麻薬で症状が取れるという話からちょっとした勉強会のようになって、実際にやってみようという雰囲気になりました。

　同じ病気の重症の患者さんに、安全確実な量から始めたのですが、呼吸が落ち着いて、苦しいと訴えることもなくなり、座ることができたり、一口二口ですが好きなバナナを食べることもできた。そうした変化を目の当たりにすると、カンファレンスへの意欲も変わってきますし、ケア自体も変わってきます。まるで、好循環な PDCA サイクルのようになります。

　すべてうまくいくわけではありませんが、うまくいかなかったケースでも、何がだめだったのだろう、何が足りなかったんだろう、でも、こういうところは大事にできたよねと皆で話すことで、スタッフ同士がケアをするというか、支えられます。単に話すだけではない、こうした何かが生まれるのがカンファレンスなのだろうなと思います。カンファレンスのなかでは、いろいろな宝物と出会えることができました。

菅原　他者の言葉を聞いたりすることで自分が思っていることが明確になったり、患者さん・ご家族のことを考えるときも多角的な目でディスカッションをすることによって見えていなかったことが見えてくることがあります。その見

えてきたときの瞬間の喜びは大きいものがありますので、多くのスタッフにカンファレンスに参加してもらい、その価値を体験してほしいと今のお話を聞いてあらためて感じました。

　ただ、看護師によって温度差はあるので、どう動機付けをしていくかがとても大事だと思います。管理者はそのチャンスを逃さないよう、常にそうしたことを思い続けていく必要があるのだろうと考えます。

問題解決型思考の落とし穴

清水　臨床倫理においては、管理者の立場ではいろいろな要請がぶつかってジレンマ状態になることは珍しくありませんが、特に今は COVID-19 が猛威を振るっていますから、より厳しい判断が迫られることはないでしょうか？

菅原　特に COVID-19 に限ったことではないのですが、終末期の患者さんは悩むことが多々あります。以前所属していた県立中央病院は急性期病院でした

濱口恵子氏による「組織づくりと人づくりに役立つヒント」④

看護管理者は人を大切に

　石垣先生からはさまざまなことを教えていただきましたが、「ケアをすることと教育することは同じ」という言葉には看護管理者として共感を覚えました。

　ケアにおいては個別性をとても大事にします。しかし、患者さんにはそうした姿勢で接するのに、同僚や部下に対しては「こうすべき」と指示的な態度をとる人もいます。同僚や部下も一人の人間です。患者さんと同じく、かけがえのない存在です。人に対してどのような態度で臨むのか、相手をかけがえのない人として捉えられるか。もしかすると、大事にされた経験がないと人を大事にするのは難しいのかもしれません。看護管理者として、そうした視点をもちながらスタッフにかかわっていきたいと考えています。

から、この病院で最期を迎えたいと希望されたとき、どのように後方病院にシフトしていくかというのが非常に難しいといつも感じていました。

出村　COVID-19に関連したことでは、現場の看護師たちが、たとえば終末期の患者さんもご家族も会いたいと思っているなかで、その思いをかなえてあげたいという気持ちと、でも感染のリスクがあるというジレンマに陥っていますね。面会自体はその患者さんにとってはプラスに働きますが、ではAさんに面会を許可したら、ほかの患者さんをどうするかという公平さの問題もあります。これまでももちろん日々の業務で倫理を考える場面はあったわけですが、COVID-19でそれが先鋭化しているところはあります。苦しい倫理的判断を迫られる現場の声が多く届くようになってきました。

　現在は、個々の患者さんの携帯電話でテレビ電話を使うなど、現場でいろいろと考えています。家族の声を聞けたことが、認知症の患者さんの安心につながったなどのケースもありました。医療者が情報提供することが家族の安心につながるところもあるので、そうした取り組みもしています。今は、まずできることに目を向けて、対応しているのが実情です。なにかもっとできないかという思いは、現場の皆が感じていることです。

菅原　私の病院では、一部の病棟でWi-Fiが導入されていなかったのですべての病棟でオンラインで面会できるよう環境整備を行いました。最期をお迎えする時期になった方には、できるだけ病棟の入り口に近い個室に移っていただいて、ご家族の方が接触する機会を最小限にして面会できるようにしたりしています。そのときには、熱がないとかいろいろな条件はありますが。他の人と接触しないで済むような導線の部屋で過ごしていただくようにしています。

高屋敷　濱口さんの病院は関東圏ですが、どうされているのですか。

濱口　病院のある千葉県松戸市は東京都と接しているので、新型コロナウイルス感染症の患者数は非常に多い地域です。当院は循環器疾患・脳卒中・糖尿

病・人工透析・高齢者などの入院患者さんも多いのでリスクも高いです。今は、家族面会は禁止となっていますので、ご家族は病棟には入れません。終末期の人であってもオンライン面会になっています。そのかわり各病棟に1台タブレットを導入してできる限りオンライン面会ができるようにしています。高齢の方も多いので、ご自身ではスマホなどを使えない方もいますので病院の入り口付近にオンライン面会用の部屋にタブレットを用意して、ご家族にはそこでお話していただいています。ICUなどでは、家族側に医師と看護師、患者さん側に医師と看護師がついて、こんな状況ですなどとご説明して、動画で映して説明したり、あるいはご家族の表情が患者さんにわかるように映したりと工夫しています。こんな時代がくるのかというぐらいに厳しい制限が課されています。ただ、洗濯物などは病棟のエレベーターホールまで持って来てもらうことになっているので、患者さんとご家族がお互いに連絡をとって、車いすなどで移動してガラス越しに手を振ったりする、そんな面会シーンを見ることもあります。オンラインかガラス越しですね。

高屋敷　今年に入って、COVID-19の勉強会を何度か開催していますが、スタッフ同士のコミュニケーションが激減しているということを耳にします。東京の病院の方も参加していたのですが、いままでは休憩室がしゃべり場のような感じで「つかれたね〜」「大変だったね〜」などとそこで元気になっていたのが、今は、感染リスクもあって話すことが悪いことのように思われて会話もしづらくなり、スタッフ間にもギスギスした雰囲気が生まれていると聞きました。

　ただ、ある看護師さんから、患者さんの家族から、「本人と話すのもうれしいけど、画面越しにいっしょにいてくれる看護師さんの存在を感じて、病院で一人ではないんだな、看護師さんありがとうという気持ちになった」と感謝されたということを聞きました。特に特別なことをしているわけではなく、オンライン面会の背後で、必死に音声や画像を調整している看護師の様子が画面に

映って、それがケアになるのだと学びました。今は医療者が本当に疲弊していて、関東で働く友人は野戦病院のようと言っていましたが、そうしたことも、一つのケアになるんだと感じました。

濱口 「患者さんの意向と医療安全のバランス」というところでは、そもそも"患者さんの意向"をどうとらえるのかというのが難しいことだと思っています。看護師はまじめで素直な人が多いので、患者さんの言っていたことを、カギ括弧つきのセリフとして大事にそのまま受け取ってしまって、それが一人歩きをしてしまうこともあります。「それってどういう気持ちでその言葉を使ったんだろうか」「どこに思いがあるんでしょうね」など、カンファレンスでよくそんな話題になりますが、わかったつもりなってしまう危険性を感じます。自分のわかり方ではなく、相手がどう思っているのかということにどれだけ関心をよせて、どれだけそこに近づこうとするか——あくまでも、どこまで近づけるかであって、本当にわかることはないと思いますが、「わかったつもりにならない」ということを肝に銘じて関わり続けることが大事だと思います。

清水 実習から帰ってきた学生の話を聞くと、患者さんの言葉をそのままストレートに受け取って、「患者さんはこう思っているのに、現場の看護師さんたちは……」といったことを言うことがあります。ベテランになってくると、言葉をそのままに受け取らず背後の思いに心をやれるのでしょうね。

高屋敷 新人さんだけに限ったことではないですね。倫理に本格的に触れる前の30代の私もそうでした（笑）。

菅原 これは恥ずかしい話なんですが、かつて、メディエーター研修を受けたとき、それまで自分は人の話を聴けると思っていたんです。でも研修で、実は聴けていなかったことがわかってしまった。看護師の癖というのか、無意識的に問題解決型思考になってしまうんですね。目の前に問題があると、それを解

決するにはどのような道筋が必要かと考えてしまう。そして、そこに患者さん、ご家族を無意識的に誘導しようとしてしまう。そんな傾向が自分にあることに気がつけた。その意味でメディエーター研修は自分にとってすごい苦しい経験でしたが、無になって人の話をきく、話に色づけをしないで寄り添うことの大切さをあらためて学べました。その後、病棟で問題とされていたご家族がいて、スタッフも看護師長も疲弊してしまっていました。とにかく攻撃的でそこの病棟の看護師長が、「もう無理です」と訴えてきたぐらいでした。そこで私が話を聴くことになり、無心にその方の話に耳を傾けました。すると、お話のなかで自然に、その方が後悔していることを語ってくださったのです。患者さんは、その方の親御さんだったのですが、体調が悪いので、子どものいる地域の病院で検査をしたいと言っていたのを、地元で十分と断ってしまったとのことでした。結果的にそのために検査が遅れ、がんが発見されたときはもう手の施しようがなく、その方はそれをとても後悔していたんです。その気持ちが、看護師たちへの攻撃へとつながっていたことがわかりました。寄り添うとはこういうこと、話を聴くとはこういうことなんだなと、恥を糧に学べたことです。

清水　問題解決型思考という言葉に頷いた方が多かったように思いますが、看護師さんは、そんなに問題解決型思考に陥りやすいものですか。

出村　なにかしらの看護問題を見出して、それをどう解決するかという教育を受けてきましたから、そうした傾向はあると思います。個人的な話になりますが、以前、ケアマネジャーの資格を取った際に介護・福祉の方たちと学んで、そのときに違いを感じたのが、彼らは、まず利用者（患者）さんがどうしたいかという意向を出発点にして、どういうサービスを入れるか考えるのですが、私は、病状から出発してしまう。その時に、問題解決型思考であることを実感しました。それ以降は、患者さんがどうしたいのかにより注意を払うようにし

て、医療者だけの話し合いとならないようにしています。今、話す場に本人さんはいなくても、どんなことを望んでいたか、どんなことがお好きか、そういうことを現場に投げかけるようにしています。

濱口 私は、がんを経験した人、その家族、友人などのがんによる影響を受ける方々が予約なく無料で看護師等に話せる場を提供するマギーズ東京の活動にかかわっていましたが、そこで本当に自分の話し方・聴き方を反省したことがあるんです。やはり看護師は話をしすぎです（笑）。相手の話を聞いているつもりかもしれないけれど、自分が声を出してしまっています。相手の思いがどうなのかなと感じたときも、すぐに口に出さないで3秒間は黙っているということを教えられました。こちらが問題を解決しようとしなくても、その人自身が自分の問題を解決する力をもっている、その力を信じることです。私たちが言葉を挟むと、その人をどんどんとそちらに誘導してしまいます。言いたいのをちょっと我慢して話に耳を傾けていると、ぜんぜん違う方向に話がいくことがよくあって、「私は聞きたいように話を誘導していたんだ」ということに気がついた経験でした。そうした経験もあって、その人の本当の思いにたどりつくのは難しいことだとあらためて思い知らされました。

清水 黙って聴くというのは、なかなか難しいことですよね。特に看護職の人は、「何をして差し上げられるか」「自分がどう動けば良いだろうか」ということを考えることが専門性の一側面としてありますから、じっと聴くのが耐えがたいのでしょうか。

濱口 解決しようという私たちの方向性が、本人には合っておらず、押しつけになってしまうこともあるかもしれません。それは、スタッフに対しても同様かもしれません。「誰のために」というところがぶれないようにしないとただの自己満足になってしまう。そこは実践者として気をつけていますし、また、看護管理者としても注意を払っているところです。実践者としても管理者として

も、相手の最善を考えられる存在でありたいと願っています。

●座談会付録：参加者セレクトによるおすすめの倫理本

　臨床倫理は実践的な学びが必要ですが、知識が無用なわけではありません。座談会に参加いただいた方々に、倫理を学ぶのに役立つ本を紹介してもらいました。

石垣靖子・清水哲郎 編著『身近な事例から倫理的問題を学ぶ　臨床倫理ベーシックレッスン』（日本看護協会出版会、2012 年）

小藤幹恵 編『急性期病院で実現した 身体抑制のない看護―金沢大学附属病院で続く挑戦』（日本看護協会出版会、2018 年）

清水哲郎 著『教育・事例検討・研究に役立つ　看護倫理実践事例 46』（日総研出版、2014 年）

稲葉一人・板井孝壱郎・濱口恵子 編『ナースの"困った！"にこたえる　こちら臨床倫理相談室―患者さんが納得できる最善とは』（南江堂、2017 年）

鶴若麻里・長瀬雅子 編『看護師の倫理調整力―専門看護師の実践に学ぶ』（日本看護協会出版会、2018 年）

宮下光令 編集『緩和ケア・がん看護 臨床評価ツール大全』（青海社、2020 年）※「臨床倫理」として「4 分割法」と「検討シート」をとりあげている（376-384 頁）。

Jonsen らの 4 分割法最新版の邦訳が情報として有効。「Contextual Features（決定に関与する諸因子）」をはじめとして、旧版から大分進化している。

高屋敷さんからの一言：倫理の重要性を知ったとき、倫理の本を読んで学ぶというよりも、看護書を再読しました。患者に寄り添う、意思決定支援、立ち止まって考えるという概念は、あらためて読むと看護書のなかに込められていた。理解していたつもりだった看護やケアの理論書も、新しい目で読むと、どんどんと理解でき身体のなかにはいっていくような感覚がありました。もちろん倫理の専門書も繙きましたが、なによりも看護書のなかに倫理を再発見していきました。

濱口さんからの一言：知識・技術を高めるのは大切ですが、清水先生が提唱されている "物事に向かう姿勢" の大切さを切実に感じています。そこがしっかりしていれば、患者さん・ご家族への対応が変わってきます。逆に、そこが不安定だと医療者主導のかかわりになってしまいます。そうしたことが学べる『身近な事例から倫理的問題を学ぶ　臨床倫理ベーシックレッスン』（日本看護協会出版会、2012 年）は、臨床倫理において大切なことが書かれていておすすめです。

司会者清水先生からの一言：臨床倫理に関して、とくに私どもの臨床倫理プロジェクトによる事例検討を支援する検討シートの最新版については、まだまとまった解説書がないのです。現在プロジェクトを挙げてまとめたものが出版社に渡っており、近々刊行されます。
清水哲郎・会田薫子・田代志門編著『臨床倫理の考え方と実践──医療・ケアチームのための事例検討法』（東京大学出版会）
　これを本増刊号と合わせてご覧いただくと、看護管理者に必要な倫理の全体像が見えるようになっています。おすすめです。

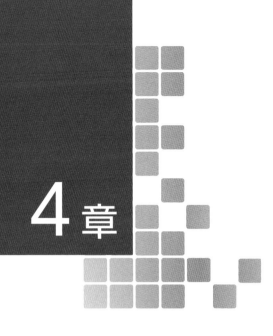

4章

私たちの倫理力向上の取り組み

1 組織全体に倫理が息づく風土を目指して

公益社団法人大阪府看護協会　会長

高橋弘枝

1980年大阪大学医療技術短期大学部看護学科卒業、1981年大阪大学医学部附属助産婦学校卒業、同年大阪厚生年金病院入職。看護婦長、副看護部長・保健事業部長付兼務を経て、2010年看護部長。2014年独立行政法人地域医療機能推進機構大阪病院看護部長、2015年同法人本部企画経営部医療副部長（看護担当）。2016年より現職。

4病院からのスタート

　2010年2月に「第1回臨床倫理事例研究会」として活動を開始しました。初代会長は大阪大学医学部附属病院や住友病院の看護部長などを歴任した福岡富子さんです。第1回は、大阪大学医学部附属病院、住友病院、彩都友紘会病院、済生会兵庫県病院の4病院から84名が集まりました。第2回は同年の8月に開催。大阪厚生年金病院（現JCHO大阪病院）、大阪警察病院、関西電力病院、泉大津市立病院が加わり、8病院145名の参加で開催されました。その後、参加病院を増やし、10年後の2020年1月時点で、23病院530名の会員を有します。「関西臨床倫理研究会」の名称を用い始めたのは2015年4月です。

　私は2013年の7月から研究会の2代目の会長に就きました。実は、この研究会が始まる前、「倫理」に関する理論が胸に落ちず、ひっかかっていたところがありました。たとえば、Jonsenの「4分割法」に関しても何かしっくりとこなかったのです。このほか、インフォームド・コンセントの名の下に「患者さんの考え方だから」と自分たちの保身とも受け取れる感じで誓約書をとる医療者の姿も目撃しました。もちろん同意をとれば倫理が満たされるわけではないことは明らかです。

　そのようななか、普通の社会で成り立つ人間関係の倫理が、医療の現場でも役立つとする清水哲郎先生の理論がとても胸に落ちるような気がしました。医療者の視点で臨床倫理を考えるのではなく、「すべての医療活動は倫理によって支えられている」という視点に立ったうえでの意思決定支援のあり方に出会い、ひっかかっていたところがすっきりした覚えがあります。

時代が臨床倫理を求めていた

　患者全体をとらえる、最善を考える、社会的視点をもつ、相手を人間として尊重するなど、そのすべてが臨床においてとても必要なものだと感じました。しかし、研究から始まった頃を見渡すと、つまり、10年ほど前の私たち看護職の臨床現場での現状ということになりますが、臨床倫理を考える風土が育っていないことも痛感しました。

　では、職場に職業倫理を求める風土を定着させるのにはどうするのか。清水先生、石垣先生、会田先生の教えを理解し、それを現場に落としていくためには何が必要なのか。そのためには、看護管理者だけではなく、認定看護師、専門看護師など組織横断的に動く人たちを動員し、ファシリテーターを増やしていくしかないのではないかと思うに至りました。

◆ 患者さんの思いや価値観を反映する

　たとえば、在院日数短縮の流れに沿った相次ぐ診療報酬の改定は、財政上の要求やそれに伴う医療側の都合で患者の療養場所を決めることをより強固なものにしていきました。患者の思いは横に置かれ、経営上の損得や医師の思惑が優先します。つまり、患者主体ではなく、医療者主体で患者さん自身のことが決まるのです。患者に寄り添い、患者の意思決定を支援していく看護職とって、看過できない状況が進んでいました。

　否応なしに進む患者不在の医療をどうすれば患者主体にできるのか。どうすれば医療に患者さんの思いや価値観を反映できるのか。それを実現するための有力な方法が「臨床倫理」でした。

 ## 多職種が互いを尊重し合い検討する

　臨床倫理の学びは、事例検討が中心になります。研修の場では事例検討会、病棟の日常業務においてはケアカンファレンスがその場です。誰かが指導するのではなく、多職種が互いを尊重し合い、意見を述べ合い、臨床倫理の視点か

ら事例を検討していきます。それはまさにチームケアです。

　20年くらい前の話ですが、私が看護副部長のときに褥瘡対策チームの束ね役として動いたことがあります。皮膚、排泄ケア、感染管理、栄養、体位、服薬管理などのスペシャリストに地域連携室のスタッフも加わり、組織横断的にケアチームをつくりました。

　その際、チームの協働にとってもっとも有効であったのがケアカンファレンスであり、事例検討会でした。多職種の知恵を寄せ合うこと、それぞれの専門性を認め合うことで、チームはより高度な力を発揮できるようになります。

　多職種協働が求められる臨床倫理についても、同じことがいえるのだと思います。臨床倫理は、医療に携わるすべての職種にとって、最低限身につけるべき姿勢だと考えています。

組織風土づくりのために、多施設合同で研究会を行う

　臨床倫理を学ぶほどに、個人ではなく組織全体に臨床倫理が息づく風土をつくっていく必要性を強く感じました。1つの病棟だけではなく複数の病棟で、さらには、病院全体で臨床倫理の感性や組織風土を醸成していくことが大切です。

　また、1つの施設だけではなく、複数の病院で臨床倫理を学べば、ゆくゆくは地域全体に臨床倫理の感性を広げることも可能です。

　複数の病院に広げることは、講師を招請する費用面でもメリットがありますし、事例検討を行う際に、多くの価値観の交流が可能となります。

　私たちはそんな思いでより多くの病院に声をかけ、現在では23の病院の看護部長、教育担当、専門看護師、認定看護師が分担して研究会を運営しています。

◆ファシリテーターの養成が当面の目標

　学会にしようかという意見もあったのですが、私たちは徹底的に現場での臨床にこだわっています。

　私たちが目指しているのは、学問や理論としての臨床倫理ではなく、実際の臨床の現場で臨床倫理の検討ができる人を増やすことです。そのためには、事例検討で教育ができる人材の養成が不可欠です。つまり、「臨床倫理の事例検討において適切なファシリテーションができる人材を育てること」を現在の目標としています。

　研究会では、ファシリテーターの養成をゴールに位置づけ、入門、ベーシック、アドバンス、ファシリテーター養成の4コースを、年3回の研修のなかに配置しています。

　なお、研究会の会員は基本的には現場の看護職ですが、以前看護部長をしていたけど今は学校の先生をしているという人もいます。また、所属している病院は、臨床倫理に前向きではないが、個人的に参加したいという会員もいます。現在は、看護職で研究会を行っていますが、将来的には、他の医療専門職や在宅サービスの担い手であるケアマネジャーや介護職などにも会員の範囲を広げていきたいと思っています。

 ## 看護管理者がケアの質向上の鍵

　臨床倫理の推進には、看護管理者がその気になることが肝心です。研究会の開催時にプログラムの合間を縫って、看護管理者だけが集まりワークを始めました。主なテーマは、「倫理的な職場風土づくり」です。そのために管理者として困っていることをそれぞれの現場から持ち寄りディスカッションします。人材育成などもテーマになります。

　石垣先生がワークのアドバイザーを担ってくださいます。スタッフの教育環境を整えるだけではなく、看護管理者である自分たちも育ちたいというのが私たちの願いです。加えていえば、看護管理者が実力を蓄えることは、質の高いケアを推進する鍵となるからです。

　新型コロナウイルス感染症の対応を例にとっても、看護管理者の働きがキーになります。メディアは「医療崩壊」などと危機的・悲劇的に報道していますが、看護管理者がしっかりしている職場では、なんとか持ちこたえることがで

きているのだと思います。病院という組織では、6割から7割を看護職が占めています。その看護職たちの質を担保するのが、看護管理者にほかなりません。それほどに看護管理者の役割は重要なのだと確信しています。

◆ ロールモデルとして、指導者として

　臨床倫理の実践では、看護管理者の理念や思いがスタッフにしっかり伝わっていくことが何よりも大切です。「患者の最善を追い求める」という目的をぶれずに持ち続けることが肝心で、そのための方法は柔軟に変えていけばよいわけだし、実践者それぞれの行動は後からついてくるものです。

　看護管理者は、患者の最善を求め続けるというロールモデルを示します。そうすることで、看護師長の考え方や行動を日々目撃するスタッフたちは、「看護師長ならこれを大切にするだろうな、こんな行動をとるだろうな」などと思うようになっていきます。

　と同時に、臨床現場から目を離すことなく、時には迷いながら実践を続けるスタッフたちの心を支えていかなくてはいけません。

　つまり、看護管理者が日々の実践のなかで、思いを伝え、模範を示し、悩みを聞き、一緒に考え、アドバイスをしたり、承認したりすることで、臨床倫理の職場風土が醸成していくものだと思います。そうした管理者としての根本は、看護部長、副部長、師長すべてに共通です。

サポーティブなカンファレンスを日常の風景にする

　現場では、ケアカンファレンスの機会を増やすことが臨床倫理の実践においては必要です。大勢で集まらなくても、2人以上いれば患者の臨床倫理的課題について検討できます。気になること、悩ましいこと、気づいたことなど、小さな課題であっても、それぞれの思いを語り合うことが大切なんだろうと思います。そんな風景が日常茶飯事に起こる病棟が理想的なのではないでしょうか。

　カンファレンスにおいて重視したいのは、「相手の思いに耳を傾けて話し合う姿勢」です。新人でもベテランでも患者さんを思う気持ちの強さは同じです。

新人なりに感じたこともあるはずです。サポーティブなカンファレンスであれば、新人でも思いきって意見を述べることができます。

　このサポーティブな雰囲気は、病院の仕事においても大切であり、医師は、薬剤師、理学療法士、看護師の意見を聞きつつ、最終的には責任をとるという形でチーム医療を遂行していくのが理想なのだと考えます。そしてそれは、医療倫理を重視する組織風土にもつながります。

　そして、そのような組織風土を推進するのが看護管理者だと確信しています。私たち看護職は、個人差はあるにせよ、正義感や使命感を抱きつつ今の仕事を目指したはずです。しかし、それを大切にしない組織風土であれば、正義感や使命感はみるみる萎んでいきます。だからこそ、看護スタッフそれぞれの心を萎ませないために、看護管理者がどのような組織風土をつくっていくのかが問われています。

◆ 成功体験を積み重ねる

　目の前の患者にとっての最善を常に考え、カンファレンスを重ね、検討の結果を行動に移します。もしうまくいかない場合は、もう一度カンファレンスに戻り、再検討し、その結果を行動に移します。だめだったら、その原因をみんなで検討してやり直します。そうすれば、一歩一歩確実に、患者にとっての最善に近づいていきます。そして、そうした体験を積み重ねることで、スタッフにも管理者にも達成感が生まれます。

 ACP の場で生かす

　大阪府看護協会では、『看護職のための ACP 支援マニュアル』を作成しました。まさに ACP は、臨床倫理の実践の場でもあります。ACP では、生きることを支えるアプローチです。

　臨床倫理をふまえたアプローチにより、合意をもとにした意思決定のプロセスが実現していくものだと考えています。

　患者さんがこのように生きたいから、私たちはそれにふさわしい医療やケア

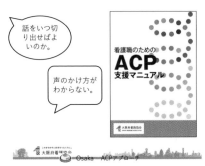

話をいつ切り出せばよいのか。

声のかけ方がわからない。

看護職のために作成した ACP 支援マニュアル

を提供する。すべての医療やケアは、臨床倫理の医療者としての姿勢が伴っています。

　大阪府には約 500 の病院があります。その病院に所属する看護師の一人でも多くが臨床倫理の考え方を行うことにより、一人でも多くの患者さんがより良く生きることができるのだと思います。

　そしてこれからは、病院だけではなく、地域の施設や在宅医療・介護の現場においても臨床倫理の意思決定プロセスを共有していきたいと決意しています。患者さんの生き方を支えるために……。

県下全域で臨床倫理の学びを深める

社会医療法人石川記念会 HITO 病院　副病院長

田渕典子

聖カタリナ女子校学校衛生看護専攻科、愛媛大学法文学部総合政策学科卒業。1990 年愛媛大学医学部附属病院に入職。1994 年看護師長、2004 年副看護部長、2007 年副院長・看護部長を経て、2017 年より現職。日本看護職副院長連絡協議会会長、日本看護協会認定看護管理者。

臨床倫理的な課題への関心

　現在、所属する HITO 病院に入職する以前、私は愛媛大学医学部附属病院に 38 年間勤務しました。看護師の仕事に就いた頃には「臨床倫理」という言葉を耳にすることはありませんでしたが、当初から私は、臨床倫理的な課題にとても興味があったのだと思います。臨床倫理的な課題とは、患者さんの痛みの訴えへの対応、患者さんの希望を聴くこと、その希望の実現に向けた努力をすること、患者にとっての最善を考えることなどです。

　たとえば、外科病棟に勤務していたとき、がん患者さんの痛みの訴えがとても気になりました。まだまだ疼痛緩和の技術が確立していなかった頃でした。術後の痛みを緩和するのと同じ方法で、がん患者さんへの疼痛緩和治療が行われていたのです。当然ながら、がん患者さんの痛みはなかなか軽減できません。「本当にそれでいいのだろうか」と悩み、看護師同士で話し合ったりしました。そんなとき、淀川キリスト教病院の柏木哲夫先生の講演が広島であることを知りました。松山から広島までは船で 3 時間。看護師数名でその講演を受講し、当時の最新の緩和治療を学びました。そして、帰りの船の中でさっそくカンファレンスを開き、大学病院の先生に講演で学んだことを報告する段取りを決めました。プロンプトン・カクテルすら使っていない頃でしたが、先生たちは、私たちの報告を受け止めてくれ、疼痛緩和治療がさまざまに工夫されました。

◆ 患者さんの願いをかなえる

　外科病棟の看護師長をしていたときには、こんな経験もあります。当時は、病院完結型で、大学病院は看取りまで行っていました。そんななか、「最後に一度でもいいから家に帰りたい、外出をさせてほしい」と望む患者さんがいまし

たが、それがかないませんでした。でも私は、どうしても患者さんの願いをかなえたかった。そこで、主治医に相談したり、看護部長に許可してくださいと何度も足を運んだりしました。やがてなんとか分かってもらえ、田んぼのあぜ道を酸素ボンベを抱えて、救急に対応ができる薬品をバッグに詰め込んで、先生と一緒に患者さんを自宅に連れて帰ることができました。その時の患者さんの喜びに満ちた顔を今でも思い出します。

◆ 患者さんにとってより良き日常を提供する

　入院生活が患者さんに負担になっていないかを、さまざまな視点から確認していくことも、看護業務を担う者の責務だと考えています。

　これも師長時代の話ですが、下膳された患者さんの食事をチェックすると、なぜか多くの患者さんが、リンゴとキウイフルーツを残しています。デザートは、あまり好き嫌いが出にくいものなのですが、どうしてなのだろうと小首をかしげました。高齢の入院患者が増え始めていた頃でした。私は、リンゴやキウイフルーツが皮付きのまま出されていることに原因があるのではないかと思いつきました。そこで、リンゴが出されたときにフルーツナイフを持って病室を回り「皮をむきましょうか？」と尋ねました。すると、高齢の患者さんの多くが、「ええ、お願いします」と目を細めてくれました。キウイフルーツが出た日に同じように病室を回ると同じことが起こりました。そこで、私は病院給食を担当する栄養士と調理師に相談。やがて、皮付きのデザートは出なくなりました。

　食事に関するエピソードには、こんなこともありました。昔は食事の時間になると、看護師がやかんにお茶をいれて病室を回ります。最初のうちは温かいのですが、途中でナースコールに対応したりすると途中で冷めてしまいます。今度も給食担当の専門職に相談し、改善策を検討しました。そこで編み出されたのが、配膳の際に蓋付きの湯呑みにお茶を入れて届けるという策でした。その結果、すべての患者さんに温かいお茶を届けることができるようになりました。加えて、看護師の業務も負担も少なくなるというメリットも生まれました。

◆「地域」をつねに視野に入れる

　愛媛大学医学部附属病院では、2007年から2期10年看護部長を務めました。ただ、私は部長職に就いても「看護の実践者」という気持ちで仕事に当たりました。そうしないと患者さんにとっての最善が見えなくなるのではないかと思うからです。また、患者さんにとって、「居場所の最善」は病院ではないことを肝に銘じ、地域と病院がどうつながっていけばいいのかを絶えず考え続けてきました。これは、臨床倫理についても同様で、大学病院などだけではなく、地域の病院、さらには地域の施設や在宅医療・介護の現場においても臨床倫理的なアプローチを共有していきたいと考えています。

臨床倫理との出会い

　愛媛地区臨床倫理研究会は、私が愛媛大学医学部附属病院の看護部長をしていた2013年に始まりました。「大阪府で開催されているので愛媛県でもどうか」と声をかけてくださった方がいて、大阪の研究会を見学に行きました。石垣靖子先生や清水哲郎先生が講師をされているセミナーでした。まさに、自分が看護師になってからやってきたこと、思い描いていたことが、「臨床倫理」という言葉とともに筋道を立てて話されいるという感じでとても感銘を受けました。当時はJCHO大阪病院の看護部長で、現大阪府看護協会会長の高橋弘枝さんが研究会のリーダーをされていました。

　愛媛に帰りさっそく大阪と同じようなスタイルで研究会を立ち上げようと準備を始めました。

◆ 地域の病院の看護部長に声をかけて全県レベルで準備

　愛媛県には、東予、中予、南予の3つの地域があります。関西に近いのが東予で地場産業や製紙工場などがあります。中予には県庁所在地の松山があり県内唯一の大学病院もあるなど医療資源が集中しています。南予はみかんなどの農業を基盤とした地域で九州との交流も盛んです。「三予人気質」といわれ、東

予の人は活動的、中予の人は温和、南予の人は陽気など、それぞれ独自な気質があります。

　私は、臨床倫理への取り組みはすべての病院や地域で必要だと考え、地域の看護部長や認定看護師・専門看護師に声をかけ、臨床倫理研究会を全県規模で始めることにしました。

　地域包括ケアシステムが厚生労働省から提唱されたのを機に、地域医療との連携の必要性を再度痛感し、私は県内40箇所の病院を幾度か回り、顔の見える関係を築いていました。それが財産となりました。また、地域の看護部長には、大学病院からの転職者もいて、特に看護部長会議は意思の疎通がとりやすいのが特徴です。大阪の臨床倫理のセミナーを見学して確信した臨床倫理の体系的な学習と研究を伝えると、すべての人がうなずいてくれました。

　一方、大学病院内では、看護副部長、看護師長に研究会開催の意義と必要性を繰り返し伝え、合意のもとに協力体制を整えていきました。

◆ 世話人は手弁当で準備

　東予、中予、南予の病院をまんべんなく選び、各病院の看護部長自らが中心になり、施設の専門看護師の協力にも力を貸していただきました。ほとんどの病院から快諾を頂戴し、20数名の世話人を構成することができました。これに大学病院のスタッフが加わり準備を行いました。ただし、問題は準備に充てる予算がないことです。高速道路でかけて来て下さる世話人もいましたが、すべて自費。大学病院側で準備できるものは、ケーキとコーヒー程度でした。つまり、全員手弁当でのスタートでした。

　私たち大学病院のスタッフは、皆さんを丁寧にお迎えするという姿勢を貫きました。その姿勢で世話人との関係性が深まった面もあります。やがて会費が集まるようになると、交通費の一部を支給できるようになりましたが、全額支給にはなかなか届きませんでした。それでも、快く集まってくれたことには、ただただ感謝しかありません。

◆ 世話人たちで共有した認識

　　臨床倫理研究会の準備にあたり、世話人の間で、①臨床には倫理的な課題があることと、②それにもかかわらず、臨床における倫理課題を深く考え、議論をする場がないこと、③臨床倫理の課題を深め、議論する場の提供が早急に必要であることの認識を共有しました。

◆ 2013年1月に第1回目を開催

　　世話人会が発足したのは2012年で、次の年2013年1月27日に第1回目の愛媛地区臨床倫理研究会を開催することができました。参加者269人。参加費は年会費制で3,000円です。

　　石垣靖子先生が「Lifeに関わる専門職として」というテーマで講演し、清水哲郎先生と会田薫子先生が事例検討と講義を行ってくれました。

　　年1回のペースで開催し、2015年の第3回目からは、初心者コースとリピーターコースを設け、2017年の第6回目からは、リピーターコースをファシリテーター養成コースに改めて継続しています。また、私は2017年より東予の四国中央市にあるHITO病院に転職しましたが、その翌年の2018年からはHITO病院でも毎年、会田先生の講演とシンポジウム等で構成される「地域医療フォーラム」を開催し、倫理的視点を地域の方や私たちの病院・施設の職員へ発信しています。これまでのあゆみを表1にまとめました。

◆ 心が揺さぶられる石垣靖子先生の講演

　　大学病院で開催される研究会には、同研究会の顧問でもある石垣靖子先生の講演が毎回組み込まれています。ご自身の経験等を含めた講演で、メッセージ性をもった1時間のお話は、私たちの心に響きます。

　　第2回以降のテーマを順に紹介すると、「人として遇するということ」「医療・ケアの質と臨床倫理」「施設における倫理研修——特に若いスタッフに対して」「癒しはつながりのなかに」「"傍らにいる"ということ——意思決定を支える

表1 愛媛地区臨床倫理事例研究会のあゆみ

		参加人数	プログラム	講師
愛媛大学医学部附属病院	第1回 平成25年 1月27日開催	269	講演 事例検討	東京大学　清水哲郎　先生
				東京大学　会田薫子　先生
				北海道医療大学　石垣靖子　先生
	第2回 平成25年 12月15日開催	285	講演 事例検討	東京大学　清水哲郎　先生
				東京大学　会田薫子　先生
				北海道医療大学　石垣靖子　先生
				京都女子大学　霜田求　先生
	第3回 平成27年 1月24日開催	264	初心者コース講演 リピーターコース講演 事例検討 全体講演	東京大学　清水哲郎　先生
				東京大学　会田薫子　先生
				北海道医療大学　石垣靖子　先生
				昭和大学　田代志門　先生
	第4回 平成27年 9月13日開催	210	初心者コース講演 リピーターコース講演 事例検討 全体講演	東京大学　清水哲郎　先生
				東京大学　会田薫子　先生
				北海道医療大学　石垣靖子　先生
	第5回 平成28年 12月21日開催	253	初心者コース講演 リピーターコース講演 事例検討 全体講演	東京大学　清水哲郎　先生
				東京大学　会田薫子　先生
	第6回 平成29年 10月14日開催	232	初心者コース講演 ファシリテーター養成講演 事例検討 全体講演	東京大学　会田薫子　先生
				東京大学　早川正祐　先生
				北海道医療大学　石垣靖子　先生
	第7回 平成30年 9月29日開催	193	初心者コース講演 ファシリテーター養成講演 事例検討 全体講演	岩手保健医療大学　清水哲郎　先生
				東京大学　会田薫子　先生
				東京大学　早川正祐　先生
				北海道医療大学　石垣靖子　先生
	第8回 令和元年 11月16日開催	172	初心者コース講演 ファシリテーター養成講演 事例検討 全体講演	東京大学　会田薫子　先生
				東京大学　早川正祐　先生
				北海道医療大学　石垣靖子　先生
社会医療法人石川記念会HITO病院	2018/3/25	130		◆講演：「フレイル」 東京大学　会田薫子　先生 ◆パネルディスカッション パネリスト 四国中央消防本部、HITO病院看護師、父親を看取った家族
	2019/3/3	150		「アドバンス・ケア・プランニング―長寿時代の意思決定支援―」 東京大学　会田薫子　先生 『最期まであなたらしくあるために』 HITO病院緩和ケア内科　統括部長 大阪　厳　先生
	新型コロナウイルス感染症のために延期 →2021年3月頃			東京大学　会田薫子　先生

石垣先生講演テーマ	事例検討テーマ
「Life に関わる専門職として」	がん患者への告知や療養先の検討について 認知症のあるがん患者への告知と家族への支援
「人として遇するということ」	自宅への退院を希望するがん患者への病状説明と家族間の調整 がん患者への緩和ケアにおける鎮静の深度について
「医療・ケアの質と臨床倫理」	アルツハイマー型認知症患者の家族支援 がん患者とその家族への予後告知と治療の方向性について
「施設における倫理研修　〜特に若いスタッフに対して〜」	がん患者への治療の選択への意思決定支援 家族と疎遠なアルツハイマー型認知症患者の骨折に対する手術の意思決定への介入
石垣先生交通事情によりご欠席　急遽会田先生がご講演 「長寿社会のエンドオブライフケア」	がん患者へのインフォームドコンセントと療養環境の選択支援 小児悪性腫瘍患者（生後 2 ヶ月）の家族への意思決定支援
「癒しはつながりのなかに」	予後不良のがん患者を受け入れた地域の病院が行った患者への支援 高齢患者への麻薬による疼痛コントロール自己管理への介入
「"傍らにいる" ということ　―意思決定を支えるナースの役割り―」	アルツハイマー型認知症患者の透析継続に関する家族を含めた意思決定支援 アルコール依存症、認知症により意思決定が困難で家族と疎遠な終末期患者の家族看護
「いま "看護の原点" に立ち返るとき」	家族関係が希薄ながん患者の人生の最終段階における医療・ケアの決定について 緊急入院に伴い不穏症状が出現した高齢患者の身体抑制について
	宇摩地域医療フォーラム 2018 「終末期医療とケア」 ―高齢者が最期まで本人らしく生きることを支援するために―
	宇摩地域医療フォーラム 2019 『四国中央市における終末期医療を考える〜自分らしく生きる・自分らしい最期を迎えるために〜』
	宇摩地域医療フォーラム 2021 『自分らしい最期を迎えるために、今、考えたいこと』（仮）

ナースの役割り」「いま"看護の原点"に立ち返るとき」です。時代が変化するなかで、専門職の仕事も機能的になっています。そのなかで、私たちがなぜ看護師になったのかという仕事の「原点」を思い出させてもらえる共鳴、共感できる内容で、毎回、心を揺さぶられています。

◆ 地域の病院も自発的に事例提供

研究会では当初から事例検討を行っています。途中から初心者コースとリピーター(ファシリテーター養成)コースを設けましたが、基本的に前者のコースを会田薫子先生、後者のコースを清水哲郎先生が担当してくださいます。

最初は大学病院の専門看護師が事例提供を行いました。それがモデルとなり、やがて地域の中規模病院の看護部長が「次はうちから」と自発的に事例提供を行ってくれるようになりました。一般的な急性期病院の事例だけではなく、小児から高齢者まで、さらには認知症の患者さんに対する臨床倫理の課題など、検討する事例も多彩になりました。

事例は事前に先生方に送ります。大学病院の専門看護師が先生とのやりとりを代行するので、事例提供者が負担を感じることはありません。また、専門看護師は教育指導のマインドをもっていますので、事例提供者に対してさまざまなサポートを行います。

似たような事例であっても、事例ごとに検討する内容は異なり、深い学びが得られます。また、事例提供者は、提供事例を振り返り、整理する過程で再度患者さんと向き合うことができ、自身の成長に大きくつながります。

◆ 事例提供者にサポーティブであること

毎回、200人前後の参加者があり、事例検討は、2つの部屋に分かれておこないますが、やはり大人数での検討になり、事例提供にはある程度の勇気が必要です。運営スタッフはその勇気に感謝するとともに、先生方も常にサポーティブな事例検討会になるように指導してくださいます。たとえば、「良い看護をしてますね」「頑張られましたね」とかけられる声に、事例提供者はどれほど

励まされることでしょう。また、それを見ていた参加者は、その温かい雰囲気に「今度は自分が」との感を抱くのだと思います。

 ## 地域や多職種に臨床倫理研究を広げる意味

　臨床倫理研究の種は、県下の病院にまかれました。現代は、医療度の高い人が地域へ帰る時代です。臨床倫理の視点は病院内だけではなく、地域へ、多職種へ広げていく必要があります。

　送り出す側は、患者さんの思いを受け入れる側に託すことが大切です。「臨床倫理」は、そのための共通言語となり、患者さんにとって最善の医療やケアとなっているかどうかの評価の視点となります。つまり、臨床倫理の課題を複数の機関や多職種が共有することにより、退院支援の質が高まります。

　急性期病院では、入院時から退院後の生活を見据えた医療やケアを行い、それを地域の病院や介護施設および在宅のケアチームにつなげていきます。患者さんは、疾患を抱えた入院患者だけはなく、地域を暮らす一人の住民でもあるのです。

◆ 地域病院の副院長として

　愛媛県地区臨床倫理研究会の会長は、愛媛大学医学部附属病院の看護部長が務めます。私は、2期10年の看護部長の任期を終えたあとは研究会の顧問となり、さらにHITO病院の副院長として転職しました。HITO病院は、病床数257の病院で、急性期医療の他、HCU、地域包括ケア病棟、緩和ケア病棟、回復期リハビリテーション病棟を有します。また、石川ヘルスケアグループとして、社会医療法人、医療法人、社会福祉法人の連携のもと、特養、老健、養護、ケアハウス、サ高住、デイケア、デイサービス、障害者デイ、グループホーム、訪問看護、訪問介護、小規模多機能、定期巡回随時対応、居宅介護支援、付属保育所などがグループを形成しています。

　HITO病院で任されたのは、地域包括ケア推進事業であり、看護部門では入退院支援の強化です。では、具体的にどうするのか。最初に注目したのが、入

退院カンファレンスでした。

◆ 入退院カンファレンスに臨床倫理の視点を導入

　着任当時は、入退院カンファレンスが地域（在宅や介護施設）との連続のなかで捉えられておらず、患者さんの意思が十分に共有されているとはいえませんでした。患者さんは何を望んでいるのか、ご家族はどうなのか、その視点をもつことの重要性を私は繰り返し伝えました。

　臨床倫理は、患者さんがその人らしく生きて行くためのサポートとして、たとえ、終末期が近づいたとしても、その最期を迎えるためのサポートとして重要な視点です。それを入院時から退院時までカンファレンスの中に盛り込んでいきます。また、看護職だけではなく多職種で、また、地域の介護施設や在宅のケアチームで関わる専門職の人たちとも患者さんの意思を共有していきます。

◆ たとえば身体抑制

　身体抑制を例に考えてみます。急性期医療では、患者さんの命を守るために身体抑制をする場合もあります。しかし、介護施設においては身体抑制は、やむを得ない理由を除いては禁止です。そこで介護施設側から急性期医療を眺めると、もっと早い時期から抑制を外すことができなかったのかという疑問が起こります。そうした疑問を介護施設からフィードバックすることで、急性期医療機関のスタッフは、自分たちが行っている医療やケアにおける臨床倫理上の課題に改めて気づくことができるのだと思います。

　急性期医療の現場でも、高齢者が増えてきました。スタッフステーションに車いすに乗った患者さんが集まっている光景を目にすることがあります。数時間の間、何もすることもなく、スタッフステーションにただいるだけ。物理的な身体抑制をしているわけではありませんが、患者さんにとっては目に見えない身体抑制なのかもしれないという気づきも生まれます。「見守り」という名の身体抑制です。では、どうすればいいのか。改善策はないのか。

　見守りが必要な時間、患者さんに集まってもらって、レクリエーションをし

たり、体操をしたりすることをすれば、患者さんにとってもプラスになるのではないか。体操に嚥下体操を取り入れれば、誤嚥を防ぐこともできるでしょう。そんなアイデアが提案され、実行に移されたことがありました。それは、小さな変化かもしれませんが、臨床倫理的な課題のディスカッションは、院内ケアの質を確実に向上させてくれます。

◆ 毎日 30 分のカンファレンスには教育的な効果も

　HITO 病院には、もともと多職種協働のフラットな関係の病院文化がありました。その強みをカンファレンスでも生かしていくことが臨床倫理を根づかせるための近道ではないかと考えました。

　具体的な方法としては、従来は随意開催だったカンファレンスを毎日の開催に改めました。病棟ごとに時間を決めて、およそ 30 分間カンファレンスを行います。参加者は、看護職だけではなく、リハビリスタッフや医師、また、必要に応じて介護スタッフ、歯科衛生士、管理栄養士、薬剤師、ソーシャルワーカー、医事課のスタッフなどが加わります。

　そうしたカンファレンスの場に、入院前の生活、退院後の生活、患者さんの思い、フレイル、ACP、看取りなどのテーマを適宜投入していきます。もちろんフィジカルアセスメントに関するテーマは欠かせませんが、あえて臨床倫理に関わる課題を投入することで、患者さんの尊厳を絶えず意識する習慣づけを行っていきました。

　臨床の現場で毎日繰り返されるカンファレンスは、スタッフの教育の場としても極めて有効です。集合教育、e ラーニング、ICT 活用などでは足りない、「今、目の前にいる患者さんが抱える倫理的課題」を深めることができます。

　今後は、入退院カンファレンスを入院前や退院後に地域で開かれているカンファレンスと関連付けながら、地域全体で臨床倫理の視点を共有していくようにしていきたいと考えています。

自身のもっている倫理観や道徳観を臨床に生かすことの大切さ

　看護師の道を選んだ人すべてに、自身のもっている倫理観、道徳観があるはずです。管理者の皆さんにおいては、看護師一人ひとりがもっている倫理観や道徳観を臨床倫理のディスカッションを通じて引き出せることができるのではないかと思います。看護師がディスカッションを通じ、人の意見を聞き、自分の考え方を自分の言葉にして発信し、それに対して寄せられた人の意見を振り返るという経験を積み上げていけば、看護師すべてがもっている、自分の心の中の「宝物」を思い出し、それを育んでいくことができるのだと確信しています。そしてそれが、患者さんにとっての最善につながっていくはずです。

　臨床倫理はそうした営みの共通言語であり、看護の質を向上させるための極めて有力な手段となっていくのだと思います。

3 自分の心に矛盾なく看護ができる組織を目指して

公益社団法人石川県看護協会 会長

小藤幹恵

金沢大学医療技術短期大学部看護学科卒業後、金沢大学医学部附属病院に入職。医療技術短期大学部助手、副看護師長、看護師長、副看護部長を経て、2005年より看護部長、副病院長兼務。2019年より現職。1993年明星大学人文学部心理・教育学科卒業、2004年千葉大学大学院看護学研究科修了。

抑制しない看護への歩み

　2016年2月、当時、私が副病院長・看護部長を勤めていた金沢大学附属病院で、一般病棟・精神病棟での身体抑制件数ゼロを達成しました。紙幅の都合もあり、ここではその歩みを簡単に整理します。詳細を知りたい方は成書を参照ください。

　抑制ゼロの取り組みは、看護部の組織のあり方を考えながら進めていきました。看護研究の倫理指針（日本看護協会）が出され、研究倫理体制の整備をきっかけに看護の基盤としての倫理を考えるようになり、2008年に看護倫理検討委員会を設置、翌2009年には倫理カンファレンスを開始しました（**表1**）。翌2010年の臨床事例検討会とあわせ、自分たちの日々の実践を学びの教材とするようになったのが、変化への大きな一歩だったと思います。2015年には、臨床倫理コンサルティングチームが設置され、専従の副看護師長を配置しました。

　倫理カンファレンスの開始は大きな一歩でしたが、やろうと言ってすぐに根付くものではありません。まず、スタートとなった2009年に石垣靖子先生にお手本の公開カンファレンスでご指導をいただき、次年度からは各病棟で、その次の年は多職種で、次には全員が体験、次には倫理検討シートを使用して思考の道筋を整理してと、時間をかけステップを踏みながら進めてきました。開始から7年目となる2015年度には、倫理カンファレンスと抑制を関連づけて行いました。この年の後半に各部署の倫理担当者の医師・看護師へジレンマ調査を行ったところ、抑制へのジレンマは看護師では3番目、医師では1番目という結果が判明しました。

　抑制という言葉を、初めて看護部目標に含めたのは2014年でした。この年

表1 身体抑制ゼロ化へ向けた取り組みの経過

2007 年	研究倫理体制の位置づけを部内から学内へ広げる
2008 年	看護部に「看護倫理検討委員会」を設置、臨床倫理の検討を始める
2009 年	「倫理カンファレンス」開始
2010 年	「臨床事例検討会」開始 「せん妄予防委員会」設置
2011 年	「金大式パートナーシップ KIND」開始
2013 年	「北陸地区臨床倫理事例研究会」開始
2014 年	看護部の年度目標を「抑制・束縛・禁止を減少させ、選べること、したいことを増加・支える実践をする」とし、身体抑制減少化を開始
2015 年	院内に「臨床倫理コンサルティングチーム」設置に伴い、専従の副看護部長を配置 「看護倫理検討委員会」を「臨床倫理看護部会」に改組
2016 年	一般病棟・精神病棟の身体抑制件数ゼロ（2 月） 「高度急性期ケア開発委員会」設置 せん妄予防ケア体制の見直し ICU の身体抑制件数ゼロ（12 月）

小藤幹恵編. 急性期病院で実現した身体抑制のない看護. 日本看護協会出版会. 2018 年. p15. より転載

　の看護部目標には、「抑制・束縛・禁止を減少させ、(患者さんの)選べること、したいことを増加・支える実践をする」という文言を入れました。翌15年には、「臨床倫理カンファレンスを実施し、抑制という手段を用いることを激減させる」を看護部目標として掲げました。

　抑制を減らすことを目指したのは、看護部が進めてきた「人を大切にすること」を根源とする看護を実践するためでした。身体抑制を肯定する医療者はまずいないでしょう。患者の安全のために、やむを得ない手段として選択しているはずです。倫理カンファレンスが根付いていくなかで、「人を大切にする」看護の現実化として抑制を減らすことへのチャレンジが必要と考えました。

　前述のようにジレンマ調査では、看護師・医師にとって抑制が大きなジレンマの原因となっていることがわかりました。こうした調査などによって見えて

きた課題に対して、全部署と壁を超えて話し合い、問題点の考え方や対応策を決めました。

①倫理カンファレンス内容の把握と方向性の合意：するかしないか、継続かの吟味のためにする理由を考えるのではなく、しないための方法を実践すること

②抑制が組み込まれている看護の改善：抑制の有効性は検証されていない/安全との勘違いによる固定観念にとらわれている/抑制以外の方法と抜去など発生時の対応策をあらかじめ準備しておくこと

③一般病棟のマグネット式抑制帯への警鐘・理解促進：使用における法的根拠や留意点を熟知する/患者が動こうとする理由を知ろうとする努力をすること/その理由に対応するケアを実践すること

④センサーマット、監視カメラは患者さんに役立っているか：期待する効果は何か/患者と看護に期待するよいことがおこっているか/使用計画、使用中のケアの実施状況を明確にする/プライバシーを守ることについて意識を高く持つ

⑤ガイドラインに沿っての実施だからよいのではないか：ガイドラインの趣旨を考える

⑥先回りという名の後周りをしていないか考え直してみる：発生後にしか対応できない方法をとっていないか/発生実績に基づいた医療者の懸念だけで判断していないか/患者にとっての不利益なことが起こらないように先に行うことに力を入れる（情報収集、関係者の話し合い、必要期間と患者への十分なサポート体制）/自己抜去の後の患者の様子からニーズをしっかりとらえること

　具体的には次のようなことを実施していきました。

①チューブ抜去への対応をめぐる話し合い（チューブが抜けるとさらにしっか

り縛ってしまう。インシデント予防を理由に挙げやすい）

②抑制想起時の倫理カンファレンスの実施

③激減に至らない状況について部署との話し合い

④抑制想起時の相談体制づくり

⑤抑制用具配置状況把握と持たない化

⑥抑制の実情のモニタリング、測定方法検討

⑦抑制が発生した場合の振り返りと共有

⑧高度急性期ケア開発委員会（抑制に頼らない、患者の回復力のさらなるサポートとなる看護方法の開発を目指す集まり）開始

　こうしたことにより、徐々に看護師たちは、どうして患者さんたちがチューブを抜こうとするのかなど行動の理由を考えるようになっていきました。その理由を生活のアセスメントや患者さんの考え方、疾患の特徴などからヒントを得ようと考える経験を重ねることで、いろいろなアイデアが出るようになるとともに、倫理を身近なものとして感じられるようになっていきました。

　前述の取り組みを行っていく中で、何が課題となっているかが徐々に明確になっていき、その都度、新たな課題解決に取り組んでいきました。以下が、主な課題とその取り組みです。

・せん妄予防ケアフローの対象者をスクリーニングによって抽出するのではなく、はじめから全患者を対象とする。

・院内物流管理（SPD）をされていた抑制帯・ミトンの配置・供給を徐々に中止していく。

・精神科病棟からの抑制帯貸し出しについては、理由を把握し、状況の相談にのり、使用の留意点をていねいに指導する。センサーマットの貸し出しの際も、同様の問いかけをする。

・患者情報の共有のタイミングは、必要時に院内関連部署関係者および多職種と早期に行うことを推進する。

・手術前にあらかじめ説明し、了解を得ていた抑制の同意書を徐々に取りやめ

る。

・認知症メディカルスタッフe-learning講座を全看護職員が受講し、修了する。

・ユマニチュードの考えと技術を全看護職員が学習する。

　こうした取り組みにより、患者さんにとって不快（疼痛、便秘、睡眠障害）・非日常（安静、感覚遮断、見当識障害）から、快（痛みを除く、排便をコントロールする、居心地のよい環境を作る）、日常（1日1回は立つ、早期離床、メガネ・補聴器を使用する、写真・時計・カレンダーなどをベッドサイドに置く）へとケアが変化していきました。その結果、2015年のせん妄発生率は、前期（4〜9月）2.6%だったのが後期（10〜1月）には1.8%まで低下しました。

　抑制ゼロを達成しようとすることは簡単なことではありません。そのチャレンジは非常に困難な場合もありました。そのようなときは、患者さんのメリット・デメリットを多職種で話し合い、合意を形成しケアを進めていきます。情報共有をして日々話し合い、チームの協力によって抑制という手段を想起することなく乗り切ることができると、それは大きな自信となりました。

　このように患者さんへの理解を深め、あきらめない看護で看護方法の幅を広げていくことで抑制は激減し、遂に2016年2月に身体抑制件数ゼロを実現することができました。

 ## 高い目標を掲げず、目の前の一歩一歩を確実に

　抑制ゼロへの道のりだけをご紹介すると、高い目標を掲げ、リーダーシップを発揮してゴールに向かって邁進していったという印象を持つ方もいるかもしれません。

　実情はまったく異なり、「人を大切にする看護」を実現できる組織としたいとは考えていましたが、何をゴールにして進んでいけばよいのか、そもそもゴールがあるのかもよくわからない状態でした。身体抑制ゼロを実現できたのは、よい看護をしようといろいろ考えながら、できそうなことに一つずつチャレン

ジした結果の到達点です。

　当時私は看護部長でしたが、部長として「○年後には身体抑制をゼロにするぞ！」という目標を掲げれば、皆がそれに向かって進んでいってくれるというような単純なものではありません。病院を建て替えるといった目標であれば、それに向かって進むのは容易ですが、倫理という抽象性が高いものは目標にしにくいところがあります。

　振り返ってみると、数百名という看護師からなる看護部という組織が醸し出す"空気"を読みつつ考えつつ、そして、こんな言葉をかけたらどんな反応が返ってくるかなど探りつつ、ここまではできるかな、こんなことなら皆、喜んで取り組むかな、関心をもつかな、大変だけどやりがいがあることと感じてくれるかな、そういったことを積み重ねていきました。一気に大きな結果を残そうとはせず、今年はここまで進もうということを繰り返していきました。そのように小さな達成を繰り返していくと、私たちならここまでできるだろうという自信のようなものが生じていきます。スモールステップで歩み、達成できたら、では次の一歩はどこに向かうかを考えていきました。

◆ ベクトルの向きを合わせる

　事例検討会などを重ねていくうちに、参加者は、よい事例や素敵な表現に出会い、それによってよい影響を受けます。事例検討会を通じて、考え方や姿勢が広まっていくというところがありました。自分たちの現場の話をし合う・聞き合うという機会はとても重要で、それを皆でディスカッションし共有できる場は非常に大切なものです。

　当時を思い返すと、事例検討の熱気はすごいものがありました。所属する部署を問わず、どの領域のナースかを問わず参加して、意見のレベルはさまざまでも皆が本気で発言してくれた。そこで語られた言葉はすべて記録し、またアンケートに綴られた発表者へのエールも集めて、冊子にしました。できるだけ立派な装丁にして、皆が話し合ったことがこんな形になったと示すようにしました。

　こうした経験を踏まえて思うのは、看護部という組織単位でなにかを成し遂げるには、看護部が一つの人格があるかのように、「こうなったらいいな」と願うことが重要だということです。看護は一人ではできません。周囲の仲間とともに「患者さんがこういう状態になったらいいな」と一緒に願ってケアをするものです。こうした一体感を看護部全体にまで広げるのは簡単ではありません。それぞれにいろいろな思いがあって、目指す方向を一致させるのは難しいことですが、あちこちに向いたベクトルの方向を揃えてくれるのが倫理の存在です。倫理という核となるものがあって、はじめて全員の方向性を一致させることができるのだと思います。

　ただし気をつけなければいけないのが、一体感が「こうあるべし」という見えないルールになってスタッフの気持ちを縛ってしまうことです。「おかしいな」という違和感を感じたら、誰でもその違和感を口に出せる組織であることは大切です。ベクトルを一致させるとともに、違和感を口にするのはいいことという意識を根付かせることも重要なことです。

気持ちは言葉に現れる

　私は、スタッフ自身の考えを大切にしたいと思っていたため、このようにしなさいと指導したことはほとんどありませんが、抑制ゼロに取り組んだ際には、言葉使いに関してはよく注意することがありました。

　相手への気遣いは言葉に表れるものです。どんな場面でどんな言葉を発するかは、無視してよいことではありません。発した言葉は、その人がどう考えていたかを示しています。乱暴な言葉や、相手が自分を表す表現としてよく思わないような言葉を使っていれば、おのずと行動も影響を受けます。抑制ゼロへの取り組み時には、「危険行動」や「徘徊」という言葉を耳にすることがありました。そうした際には、「その言葉はどうだろうね。患者さんは暴れているのではなくて、身の置き所がなくてつらい状態なんだよね」「徘徊しているのではなくて、歩いても歩いても自分の家に着かなくて困っているんだよね」と諭すようにしました。徘徊や危険行動という言葉ですましてしまうと、それ以上の姿

は見えてきません。

　行動の理由は患者さんのことがわかっていないと想像できません。もちろん、なぜこんな行動をするのだろう、なぜ歩き回っているのだろうと考えたことが的外れであることもよくありますが、相手を気遣って考えるのと、困ったことをする人と片付けてしまうのでは大違いです。

　また、これは日本語の特徴だと思いますが、主語がないことがよくあります。たとえば、患者さんの行動を「意味がわからない行動」と表現することがありますが、正しくは、「"私にとって"意味がわからない行動」となります。患者さんの行動の意味が自分にはわからないから、考えてみる。「こういうことで困っているのかもしれない。それならしばらく行動を見守ってみよう」。言葉の適切な使い方を考えるようになると、たとえば「暴れている」などの言葉は出てこなくなります。「患者さんが何をしたいのか自分にはわかりませんが、○○されています」などと、具体的に報告してくれるようになります。繰り返しになりますが、言葉は自分の考えを表すものですから、患者さんのことを考える姿勢でいると、発する言葉も変わってくるのです。

　もう一つ、言葉に関しては、同じ言葉でも共通の理解で使っているかということも非常に大事です。同じ用語を使っていても、実は理解がばらばらということもあります。そうするとケアの方向性を一致させることが難しくなってしまいます。こうした齟齬をなくすためにも、仲間同士で一緒に考え、何回も繰り返し話し合う機会を作ることが大切です。

組織を変えたいと思うならば

　主任、看護師長、看護部長——それぞれの立場で組織を変えたいと願っている人は多くいると思います。そうした方々にまず始めていただきたいのが、自分が考えていることや、こうなったらいいと思っていること、希望を周囲の人に伝えることです。それも本気でです。本気で話す言葉は相手も耳を傾けてくれるものです。そしてもう一つは、悩みや困ったことがあれば、上司や周囲にすぐ相談することです。相談できる、話を聞いてくれる人間関係を作っておく

と、それが助けになってくれることは多いものです。

　希望を語り、何ができるかを見定め仲間とともに一歩ずつ進んでいく。そうすることで、自分の心に矛盾のない看護を実現できる組織が作れるのではないかと思います。

4 人が人として尊重されるケア を実現するために

社会医療法人博愛会相良病院　顧問（前副院長・総看護部長）

江口惠子

国立療養所霧島病院附属看護学校卒業後、国公立病院で看護師、看護学校教員、看護師長、教育主事、看護管理者と、「臨床」と「教育」を交互に経験。2010年社会医療法人博愛会相良病院副院長・総看護部長。2018年緩和ケア支援センター長、2020年より社会医療法人博愛会顧問。鹿児島がん看護研究会代表世話人等、その人らしく「かけがえのない一人の人」として生きることを支援できるケアの推進・看護師の育成、ネットワーク強化等に取り組んでいる。

倫理に向き合う私の背景にあるもの

　倫理とは、「人間関係の在り方についての社会的要請」であり、医療・ケアの場において大切なことは、「この人にとっての最善とは何か、人として尊重した関わりとはどのようなことなのかと問い続けながら実践すること」と言われます。そのような考えを当たり前のこととして感じるとき、私自身が生きてきた時代や社会的背景が深く関与していることに気づきます。

　私は、いわゆる団塊世代の最後の世代として成長してきました。自由や平等という名の下での教育ではありましたが、現実にあるさまざまな格差のなかで、「人間らしさとは何か、人として尊重されるとはどのようなことか」問い続けてきたように思います。そのような意味では、幼いころから倫理的な思考への萌芽があり、多感な中高校生時代、看護学生として学ぶようになった70年安保といわれた時代のなかで、それらの問いはさらに深まったといえます。医学系学生のサークル活動としての社会医学研究会でのフィールド活動を通して学んだ農村の問題や地域で健康に生きていくということの意味するもの、病が人に及ぼす偏見や差別など、人としてどのように生きていけばよいのか語り合い問い続ける日々でした。併せて、臨床で出会う人々の病を得てなお人が人として生きていく力に感動しつつも、看護の専門性を問われる教育と現場の乖離に葛藤する日々でもありました。私の看護の道は、入口こそ大学受験に失敗してのことではありましたが、物心ついた時からの関心（疑問であったり、怒りでもあった）であった「人としての平等や尊重」を追求するにはこの上ない幸せな選択であったと考えています。

　また、私にとって今の活動にもつながる経験は看護師になって3年ほどたっ

た頃の母の進行胃がんの闘病の10か月間の日々があります。病名告知もない
なか（そのような時代）で母なりに理解する自分の病状や余命、その中で母親
として妻として農家の嫁としての配慮や自己の役割達成、亡き後の葬儀の手
配、父の再婚への配慮、それらの全ては、母の生きる力であり生きる姿勢で
あったと思います。実家である熊本と鹿児島を行き来しながらの在宅看取りの
2か月間は苦しくもあり、看護師としての患者へ向かう自分の姿勢のありよう
を問い続ける日々でもありました。どれほどに患者の生きる力、その人自身の
持てる力を支援するようなケアをしていたのだろうか！？　そもそも「人間と
は」「生きるとは」と、母は私に看護師としての原点に立ち考える機会を最後に
プレゼントして逝きました。

　人として尊重した看護を実践していこうとするとき、私もまた一人の人であ
り、自分自身がどのように生きていくかがそこに在ると考えています。

臨床倫理との出会い

　私の看護師としての経験は、20代を看護師、30代を看護教員、40代を病棟
看護師長、40代最後に教育主事、50代以降を看護管理者として臨床と教育に
交互に携わることができました。そのようななかで、もっとも強く倫理的な問
いに苦悩し、倫理について深く学ぶ必要性を感じたのは、看護師長時代でした。
私の担当病棟は、頭頸部外科と小児科の混合病棟で、頭頸部がんの患者の苦悩
や染色体異常を伴う先天性心疾患を持つ親の苦悩との出会いが大きくあります。

　反社会的な行為を繰り返していた患者をケアするなかで問いかけられたその
人の人権を尊重するということ、手術後の創は回復しても長期にわたり退院で
きないでいる、若い喉頭摘出した患者から突き付けられる人として生きていく
ことへの葛藤への対応、ダウン症で重症の先天性心疾患をもつ子どもの母親が
手術後に初めて見せた、術後の子どもの存在の受け容れがたさとの葛藤へのケ
アと、背景にある障害を持って生きる人やその家族への偏見と生きづらさへの
支援のありようなど、答えのない答えをもがきながら探し続ける日々でした。

　しかしながら、そこに踏みとどまって関わり続けるなかで知る「困った人」

として悩む患者個々の変容、語られるかけがえのない人生に感動し、看護する喜びを感じ、絶たれようとする母親を求める子どもの天使のような微笑みに光をつなぎ、時を待ちつつ寄り添い続けて得られた一歩に可能性を感じることができました。病棟の看護の責任者としての逃げようのない現場は、私にとって看護者としての倫理観に根ざした自覚と責任を鍛える教育の場であり、その一つひとつが、私のケアの核となる「人にケアする」ことの意味を深める体験となりました。

そのようななかで、鹿児島緩和ケアネットワーク（当時はターミナルケア・ネットワーク）を1998年に仲間と立ち上げ、活動を始めた第1回大会で出会った、当時、東札幌病院の濱口恵子さんを通して学んだ東札幌病院の看護、「医療の基本は優しさにある」に共感し、そこから石垣靖子先生との出会いを得ました。

その後、教育主事としての経験を経て、私は国立病院の統廃合という時代のなかで新たな出発をする母校・母院に変革を求めて教育担当者とし、敬愛する看護部長と二人三脚で新たな病院創りへ転身しました。最初に行ったのは、東札幌病院の見学でした。外来の片隅で温かくも凛として待合室を見守られる石垣先生の姿は今もくっきりと脳裏に焼き付いています。

臨床倫理との出会いは、こうして始まり、清水哲郎先生の臨床倫理プロジェクトの研修を鹿児島で開催していただいて、今日までの活動があります。同じころに、濱口さんを通して紹介していただいた故白浜雅司先生に臨床倫理の考え方・進め方について学ぶことになり、白浜先生を通して浅井篤先生との出会いがあり、大変贅沢にも双方の臨床倫理の研究会で学ばせていただいてきました。看護師としての私自身は、石垣先生の「ペイシェントからパースンへ」を目標に取り組んでいます。

◆ インフォームド・コンセントにおける看護の役割

先にも述べましたように、日本の臨床現場にインフォームド・コンセントの概念が導入されたのは近年になってからです。私が看護師長として勤務する病

院では、アメリカ留学から帰国した医師が患者へがん告知がされることは自然なこととして報告してくれたことを機会に、一人の医師から始められ、慌てて勉強会を開始したのが1992年のことです。がんを告知することから始められましたが、一人の医師が行うことでは対応しきれないのは明らかなことであり、組織的な取り組みが必須であると感じ、有志による学習会から始めました。当時、がんのみならず循環器専門病院としての機能を持つ病院として、症状や治療法の説明はすべての患者に対して行われる必要があるものとの認識を説明し同意を得ました。医師も参加しての、「心筋梗塞の患者への侵襲の少ない病状説明」のロールプレイは、患者役の事務職員の迫真の演技も重なり、「患者の命を救うため、緊急性があるとの思いから一方的な説明になっていなかったか」などと再考する機会となり、説明やその後のケアについて組織的継続的に学ぶことにつながりました。しかしながら、まだその段階においては「説明に対する同意をどのように得るか」、「自己決定すること」に目標を置いていたように思います。

　そのようななかで、腹部大動脈瘤の患者の治療の選択をめぐる「医療者が考える患者にとっての最善の治療と、患者が望む生き方から考えた治療選択の相違による話し合い」のような事例が何例かあり、そのような患者の意向を尊重した治療の選択についての話し合いは、今日のACP（アドバンス・ケア・プランニング）につながる話し合いであったと考えます。医師の説明の間で繰り返した患者や家族との話し合い、医師への相談など患者の意思決定にかかわる看護の重要性は今も変わらないと思っています。

　その後、新たな病院創りを目指した施設において出会ったのが、認知症の患者の手術前のインフォームド・コンセントの課題でした。「話してもわからないから」「話せば拒否するから」などと説明を不要とする家族に対して、「患者に話さないまま手術するのは患者の人権を無視している」「患者はすべてがわからないのではない、私たちにケアのお礼を言うことも話もできる」と患者を擁護し話す新人看護師の温かなまなざしに、原点に返る思いがしたのを昨日のことのように思い出します。丁寧に話し合い、家族の不安や悲しみにも寄り添い

ながら、患者が理解できるように説明し無事に終えた手術。その経験は、イン
フォームド・コンセントが説明のみならず、患者の力を信じて患者の状況に応
じて説明し、信頼関係を得ることを通して成立することを確信させてくれまし
た。このような事例を、看護部内で語り合い、組織全体で報告し学びあうなか
で、臨床倫理の学びへとつながっていきました。

意思決定支援ナースの育成

　インフォームド・コンセントのプロセスのなかで看護師はどのような役割を
果たす必要があるのか、看護師の能力開発とシステム化が重要と考えていた矢
先に、九州大学大学院で人材育成のための「医療決断サポーター養成講座」と
いう講座が開講しました。2004年10月、病院長とともに参加しました。本
来、看護師が担うべき役割と考えていた私には看護の専門性が揺さぶられる衝
撃でした。しかしながら、それはこれまでの臨床での卒後教育が技術中心に行
われてきたことへの反省でもありました。そこでの学びのもと、中堅以上の看
護師を対象に2年間の「自己決定支援ナース」育成のための教育計画を立案し
実践しました。「医師の言葉を補足して『患者の力』が十分に発揮できるように
状況に応じて支えていける能力を身に付ける」ことを目標としました。

　カリキュラムの構成は、1年目に「基礎的な理解」として①自己決定とイン
フォームド・コンセントの原則、②患者が求めるインフォームド・コンセン
ト、③患者の意思決定を支えるケア／意思決定に関する心理過程と援助、④臨
床倫理に基づいた自己決定支援、「実践的活用」として事例検討を行い、1年目
の課題レポートを「自己の看護過程を、研修を通して学んだ知識をもとに自己
決定支援の視点から考察する」として事例発表会の実施としました。2年目は、
ケアの実践に重点を置いて、①家族支援、②事例検討「患者の自己決定に関し
て困っている事例を臨床倫理の症例検討の枠組みで検討する」、③演習「困った
事例への援助過程を振り返りロールプレイを行い学習する〜家族療法を活用し
た家族へのアプローチ」とし実践的体験的な研修も行い、最終評価は実践した
事例について発表し、一定レベルに達していれば病院長による認定とする2年

表1 重大な決断を要する患者の意思決定支援システム

注：MDS（意思決定支援ナース）

段階	場面	意思決定支援のための援助方法	援助者
ステップ1	出会いの時 （初診時）	紹介状や問診票、来院時の様子などから、これからの生活に重大な影響を及ぼすような病気や治療で、意思決定に支援が必要と考えられる事例の予測を行う。	外来担当看護師（以下NS）
ステップ2	重大な意思決定を必要とすると予測される場合	記載内容及び記載に関する家族の状況などに基づき、看護師の面談で患者・家族の診療情報の提供についての意思を確認し、患者の意思決定能力（判断能力）を確認する。	外来受け持ちNS・意思決定支援NS（MDS）
ステップ3	カンファレンス	情報提供の内容及び方法などについて、担当医師・看護師（MDS/緩和ケア認定看護師・必要時MSW）でカンファレンスを行う。	外来受け持ちNS
ステップ4	初回の説明の段階	上記計画に基づいて、患者・家族の反応を確認しながら、患者・家族に寄り添い、必要時、医師の説明を補足したり、促したりして、納得いくように説明が受けられるよう支援する。	意思決定支援NS/外来受け持ちNS
ステップ5	説明後、患者及び家族の意向を確認する（状況ではそれぞれに確認）	患者と家族の間、家族間に不一致はないか。患者の心理状態はどのような状況と推察されるか。判断をどのようにしたのか、患者は自分の言葉で語ることができているかなどに気をつけて確認する。患者、家族と合意の下に、検査や治療について決定する。	意思決定支援NS（MDS）/外来受け持ちNS
ステップ6	入院時 （新たな出会い）	これまでの経過を踏まえつつ、再度意思の確認を行い、今後の病状説明の方法などについて確認・相談し合う。	病棟受け持ちNS/病棟MDS
ステップ7	入院後、治療経過の中で	治療経過に添って、継続して、患者・家族が納得して意思決定できるサポートを意図的・計画的・継続的に行う。 患者の自由な表現を支援し、検査・治療の段階やそれらに対する反応など、経過に添って納得して選択できるように支援する。	病棟受け持ちNS/必要時病棟MDS

間通算 55 時間の教育をとしました。そして、認定を受けた看護師が役割を果たして患者の意思決定を支援していくための方法として**表1**に示すようなシステムを計画しました。評価が十分できない状況で後任に引き継ぐ形になりましたが、理念は引き継がれています。意思決定支援を日常的継続的に臨床に組み入れようとするとき、このようなシステムは十分機能すると考えています。

　臨床倫理で問われるのは本人の意向に沿った意思決定支援であり、看護は、日々のケアの連続のなかでその人の生活を知り、その人が何を大切にしているのか、その好みや価値をくみ取るなかで患者の意思表明することを支援する役割を持ちます。今日求められている ACP の実践において、患者との信頼関係を構築して話し合いを深めていくプロセスそのものが ACP だと考えます。ACP の実践の背景には共同意思決定（SDM）があります。日常臨床の中にシームレスに ACP が実践できるようなシステムを構築していく必要があると考えています（**表1**）。

個々の看護師の看護観を育成し 患者と向き合う力を高めるための教育

　看護は日常的な関わりであり、その時々で出会う看護師一人ひとりの看護を結集してケアを実現していくという特徴を持ちます。看護師一人ひとりが経験の有無に関わらず、看護に臨む姿勢を共有して取り組む必要があると考えています。看護は、患者との相互作用によって行われます。そのような観点に立って、教育の基本として「ナラティブ研修会」を長年行ってきました。きっかけは、前任地における新人看護師の育成の過程で気づいたことですが（当時、看護師 90 名中新人看護師 36 名でスタートした）、『物語としてのケアーナラティヴ・アプローチの世界へ』（野口裕二著、医学書院、2002 年）と出合い、求めていることを得られた感動を覚え、共感し、教育の構造化の礎として取り組んできました。

　『看護は患者にとってより望ましい状態（成長）に向かうことを目指した、看護師と患者との対人的プロセスの中で繰り広げられる。看護師と患者はお互い

に人格を持った対等な人間同士であるが、看護師は何らかの困難を抱える患者がその困難を解決するのを、対人関係を通して助けたり、成熟するのを促したりするという役割を担う』というペプロウの看護論を基礎概念として、『患者が「病いの物語」を生きるのと同様に、治療者も「治療の物語」を生きている。自分がある関わりをしている時には自分もある物語を生きている。患者の語る物語を「無知の姿勢」で聴き取ろうとすることで、患者の物語もまた変容していく。援助者は、患者というひとりの人生の物語にどうかかわることができるのか、そして、援助者自身、どのようなケアの物語を生きようとするのか、これらが問われなければならない。』（野口裕二）というナラティブ・アプローチの方法を実践のありようとして作成しました。ナラティブ研修の方法として、「看護をどう考え、自分が何をどう感じているのか、それに基づいてどのように関わるのか、その関わりに対して患者がどのように反応し、相互のダイナミクスをどのように総括するのか」について物語風に書いて、「語り合うなかで、より了解可能な『物語』に更新する」ことを目的に教育計画を立案しました。私の予想をはるかに超えて、看護師一人ひとりの物語は素晴らしく、最初は少人数での語り合いでしたが、看護部全体としての共有を望む現場の声から、各部署の代表者による『心に残る看護の物語』発表会を行い、ケアに対する価値を共有することに努めました。

　語りは聴く人がいて成り立ちます。日常のケアの振り返りのなかで看護の語りを聴くことから始めました。看護の〝対話〟を通して共に育つことを組織文化の醸成として位置づけ、図1のように教育計画の中心に位置づけて、状況に応じて方法の変更を行いながら実践しています。

　日本看護協会の看護業務基準には、「すべての看護実践は倫理に基づいて行われる」とあります。自施設における業務の基準が倫理であれば、当然ながら卒後教育としても倫理教育を明確に位置づけた教育が必要です。そして、それが実行可能な実践レベルまで落とし込んだ実効性のある教育でなければならないと思いますし。日常ケアに生かされるような教育が望まれます。

　このような取り組みとともに、私が当院に赴任するときに考えたことは、こ

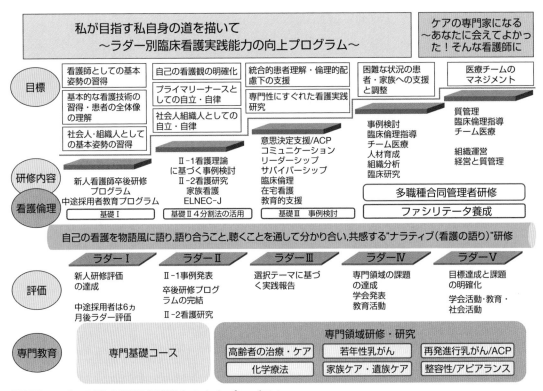

図1 ラダー別臨床看護実践能力の向上プログラム

　れまで当院で看護管理を行ってきた看護師長たちとこれからの看護について語り合い「共に目指す看護について共有したい」ということでした。看護師長それぞれがこれまでどのような看護の体験をしてどのような看護を目指していこうとするのか語り合うところから始めました。一致したことは「心に寄り添う看護」でした。これを看護部の目指す看護として位置づけ、その後、1年かけて、現状を分析しどのように行うことが目指す看護の実践につながるのか検討を重ね、看護部の基本方針として**表2**に示すような8つの宣言を明確にしました。毎年、このなかから重点目標を決めて取り組むとともに、それぞれの項目についての評価を行い取り組んでいます。この8つの宣言は、臨床倫理の基本

表2 8つの宣言〈看護部全体で取り組むアドボケイトとしての看護の役割〉

看護部の基本方針〜看護部の8つの宣言 心に寄り添いその人らしく生きることを支えるために
1. 私たちは、患者さんがその人らしく生きることにしっかりと目を向けます
2. 私たちは、患者さんに誠実に向き合い、誇りと自覚をもって、より専門性の高い看護を提供します
3. 私たちは、患者さんやご家族の「物語」をよく聴き、"揺らぐ・ためらう・迷う"気持ちに寄り添い、患者さんの意思決定を支えます
4. 私たちは、患者さん-家族-医療者間のコミュニケーションを大切にします
5. 私たちは、看護のそれぞれの局面で理解した患者さんの思いをチームとして大切につなぎ、患者さんの希望を支えます
6. 私たちは、日常の看護の場面で生じる様々なジレンマをそのままにせず、合意を得るまで話し合います
7. 私たちは、柔軟な感性と対応力を養い、関わるすべての人に思いやりをもって接し大切にします
8. 私たちは、看護師一人一人の思いを大切にし、看護を語りあい、看護に対する意味と価値を共有します

的な考え方と一致しており、日常のケアが倫理に基づいて行われることを目指しています。

看護部から組織全体の取り組みとして
——合同倫理カンファレンスの取り組み

　前任地において取り組んだ、「医療機能評価を受審することを通しての新たな病院創り」。手探りの準備のなかで、「臨床倫理の取り組みを行っている」という評価項目は一筋の光明にみえました。どのようにしたら良いかを検討するなかで、終末期医療で行われていたデスカンファレンスの手法を活用して、気がかりとして残っている事例について多職種で検討することを計画しました。臨床倫理の検討は、「その人にとっての最善とはどのようなことか」について、原則やガイドライン等を手がかりにして行われるものですが、参加者が自分事としてしっかり考え話し合うことが求められます。「何かもやもやする」「ジレ

ンマを感じる」なかには、倫理的な課題を含んでいることが多くあることから、カンファレンスを通して、そのようなジレンマを共有し、共に向き合い検討することを通して倫理的な組織風土の醸成を図りたいと考えました。すべての部署から、その時期に気がかりとして残っている事例をあげてもらい、臨床倫理の４分割表を活用した事例検討会を行いました。事務職を含む多職種が参加して行い、事例の提案は、医師や看護師が中心に行い、毎回100名前後の参加者（全職員の３分の１）を得て実施しました。「治療はいつまで必要だったのか？」。患者や家族の反応を見ながら悶々としていた看護師の苦悩は、実は担当医も悩んでいたことを共有できたことで、日常のなかでもっと話し合うことの必要性を相互に確認しあえたこと、患者の語りを、理学療法士や薬剤師等多職種にさまざまな場面から発表してもらうことでチーム医療への各職種の参画について共有したこと、専門職の苦悩について知った事務職員の病院を構成するスタッフとしての職務への新たな目覚めなど、「医療者間で一歩踏み込んだ話し合いができるようになり、家族とも十分に話し合い、本人の意向に沿えるようになった」との職員の評価につながり組織の倫理的な基盤作りに効果的でした。

　当院における倫理カンファレンスについては、過去にあった業務改善等に取り組む合同カンファレンスを、「多職種合同倫理カンファレンス」として開催することから始めました。

　もともと、10年前から治療に対する多職種カンファレンス（キャンサーボード）が行われており、そこには診療に関わる多職種が参加していましたが、多職種からの発言はほとんどなく、併せて多くの患者について検討するために、時間をかけて話し合うことが困難な点もありました。現場の気がかりを、時間をかけて全体で丁寧に検討することが望まれていました。

　気がかりは看護師が抱えることが多く、最初は緩和ケア病棟に入院する乳がんの骨髄転移のある患者の「歩いて帰りたい」という希望にどこまで添えるのか、という課題を検討しました。当院は乳がん診療を専門とする病院であり、総合病院の機能を持ってはいないため、患者の病態に応じて他の施設と連携して診療を行っていたこと、当時の検査機器の整備状況から対応が困難なことも

ありました。患者の希望にどのように応えるかと共に、患者の病態に応じた診療体制の見直し、専門医による研修会や連携の再構築など組織的な取り組みを行いました。「提案することで、検討し改善することにつながる」「気がかりをそのままにしないで、検討したことで患者に向き合うことから逃げないでいることを再確認した」との反応を得て、気がかりを手掛かりに、「手術方法の意思決定支援」や「患者と家族の意向が違うときの対応」「終末期患者への抗がん剤治療のやめ時」のようなその時々で全体で共有すべき課題に取り組んできました。毎月第1金曜日の朝8時から9時の1時間をその時間にあてています。このカンファレンスを通して、多くの課題がACPに関わるテーマであったことから、ACPについての当院としての取り組みをシステム化することにしました。ACPのプロセスにおいて、この多職種合同倫理カンファレンスは、「ACPの共有、評価」の場であり、医療ケアの質の担保と価値の共有という役割を担う位置づけとしています。困難事例を検討することは、他の事例への対応の示唆となり、ケアの質の向上につながり組織基盤を強固なものにします。また、その過程から施設の倫理指針について、例えば、身寄りのない患者への意思決定支援など検討し臨床倫理委員会での審議に提案することにしており、個別の課題はそれぞれですが、基本的な考え方に基づいて対応することが可能になっています。

施設を超えて地域での倫理的活動を拡大し、人として尊重したケアの実現を目指す

　医療・ケアは1つの施設で完結するものではありません。それぞれの施設においての取り組みは必然ながら、地域全体としての風土作りが必要であると考えて取り組んでいます。

　1つには、看護師を中心とした研修として、清水先生の主催される臨床倫理プロジェクト研修会の鹿児島での開催、九州山口臨床倫理AtoZへの参加、鹿児島での開催の定例化など、定期的に臨床倫理研修会を県内で企画開催してきました。倫理の専門家を招いての実践的研修を地元で受講できることでより多

くの参加を得られることは、地域の医療ケアの場における倫理的風土の醸成につながると考えて進めてきましたが、何よりも現場での悩みを共有し学び合うことで、相互理解が深まり仲間作りにもつながっています。参加者は看護師を中心とした多職種で施設におけるファシリテーターの役割を担う人たちですが、受講希望・満足度の高い臨床倫理の研修会になっています。また、2006年から取り組んでいる鹿児島がん看護研究会のなかでの倫理研修の定例化によるがん看護における倫理的課題への取り組みの強化、鹿児島県公的病院等看護管理者会における管理者の倫理研修の定例化、その過程から継続して行っている県内の中核医療機関 27 施設による「鹿児島の臨床現場から抑制をゼロにする取り組み」など、ケアの場の担い手としての看護の自覚と責任ある行動を合言葉に活動を推進しています。現場の厳しい状況のなかで解決が困難な課題もありますが、県内の看護職全体としてケアに対する価値を共有し、意識化して取り組むことで、少しずつではありますが浸透しつつあると考えています。

　また、鹿児島県看護協会で 2009 年から取り組んでいる新人看護師卒後研修プロジェクトにおいて、リーダーとしての活動を継続していますが、教育の基本を『ケアする人を育てる』として、看護倫理・臨床倫理をベースにした研修会を実施し、看護現場の倫理的な取り組みについて教育しています。県の看護職の人材育成や看護協会の教育活動の一環として、「人として尊重されるケアを一人でも多くの看護師が実践できるようになること」を願って取り組んでいます。

　私のもう 1 つの課題でもある緩和ケアの推進もまた、臨床倫理の実践に基づいています。

　全国で唯一の乳がん診療連携拠点病院であり、緩和ケア病棟を有する当院における、早期からの緩和ケアへの取り組みと共に、地域連携緩和ケア会議と称して、地域のがん診療連携拠点病院、在宅医療を担う診療所や訪問看護ステーション、地域包括支援センターなどと合同でカンファレンスを 2012 年から開始しました。当院の患者の地域連携を通しての事例検討から在宅での連携の様子など、顔を合わせて語り合うことから深めてきました。毎回多職種 100 名を

超えて50施設・事業所等からの参加を得て年に2回の事例検討会を通して、地域が抱えるさまざまな課題についても検討し学びあってきました。事例検討を通して顔の見える関係つくりを経て、現在は、鹿児島地区における緩和ケア地域連携会議として位置づけ活動を継続しています。この中にあっても、事例検討の多くは意思決定支援に関わることであり、ACPの推進が大きな課題となっています。

　厚生労働省が神戸大学に委託して、2016年から開催している「患者の意向を尊重した意思決定のための相談員研修会（E-FIELD）」に初年度から参画し、県内に普及することを目指して取り組んできました。県内の緩和ケアセンター等の協力を得ての同様の研修会を毎年開催し、2019年度からは、鹿児島県の事業として「医療・ケアの意思決定支援事業」を当院が受託して行っています。このような研修会のみならず、県内市町村支援事業として2019年度は16市町村1000名近くの医療・ケア従事者、500名近くの一般市民の方々に「本人の意向を大切にした意思決定」について講演する機会を得ました。2020年度はCOVID-19の関係で医療・介護従事者のみの研修会となりましたが、継続のなかで深まっていく「人として尊重したケア」について価値観を共有できて話し合えていることを実感しています。やっと、緒に就いたところという感じですが、多くの方々の力を結集して取り組んでおり、どのように継続していくか、まだまだ課題は多くあると感じながらも可能性を大きく感じています。

 ## おわりに

　倫理的な活動をどのように展開してきたのか、振り返る貴重な機会をいただいたことに感謝するとともに、継続することができたのは、とりもなおさず私もまた一人の人間としてどのように生きていくかとの問いのなかにあること、それを医療という場を得て常に学ぶ機会を得られているという幸せをあらためて実感しました。そして、その時いつも目標としてある石垣先生や、絡んだ糸をどのように解きほぐしていくか根気よく導いて下さる清水先生をはじめとする倫理の専門家の先生方の温かいお力添えにあらためて感謝の意を強くすると

共に、活動を共にし、支えてくれる仲間を得られている幸せを心から感じています。併せて、日々、患者・家族と共にあることを可能にしてもらえていることに、いまさらながら有難く感じています。原点に立ち返って考えることを可能にしてくれるのは臨床そのものです。

　看護師一人ひとりから看護部全体へ、看護部から組織全体へ、組織から地域へ、それはそれぞれに循環し、そこに生きる人びと一人ひとりにとって「人として尊重したケア」が実践されるための取り組みを展開してきて、少しだけ先が見えてきたように感じています。可能性を信じて歩みを続けたいと思っています。

5 多職種で意思決定支援ができる病院を目指し看護師長の倫理的感受性を育成する

組合立諏訪中央病院　看護部長

山岸紀子

1982年労働福祉事業団（現・独立行政法人労働者健康安全機構）千葉労災看護専門学校卒業、同年4月より組合立諏訪中央病院内科病棟勤務。1996年看護師長（集中治療室及び外科系混合病棟、回復期リハビリテーション病棟）、2007年副看護部長（看護部教育及び人材育成センター院内職員教育研修担当）を経て、2018年より現職。

 ## 偶然の出会いが臨床倫理セミナーの開催に

　副部長だった当時、教育担当も勤めていた私は、「どんな看護師を育てたいのか」と自問自答することがよくありました。目指すべき看護師像が明確でなければ、効果的な研修を行うことが難しくなります。どのような看護師を育成すべきか——そう問い直したときに頭に浮かんだのが、倫理的な感受性をもった看護師、真剣に患者に向き合える看護師です。もちろん知識や技術も大事です。ですが、看護の技術を支えているのは心です。たとえば、点滴ひとつとってみても、患者さんがどのような思いをするか、そうしたことを考える姿勢がないと単に針を刺すという作業となってしまいます。

　ただ、いまは作業的にこなすようにケアを行っている看護師も、もともとは人の役に立ちたい、患者さんにしっかり向き合いたいという思いを持っていたはずです。しかし、忙しさのなかで業務優先になってしまったり、いつの間にか医療者の感覚で相手を見てしまう、パターナリズム的なかかわりになってしまったり、看護師にはそんなことが起こりがちです。

　そのようなことを考えていた頃、厚生労働省の新人看護職員研修ガイドラインの検討会メンバーとなり、幸運にも検討会の座長を務められていた石垣靖子先生とお話する機会を得ることができました。

　石垣先生とのお話のなかで、先生もメンバーのお一人として参加されている「臨床倫理ネットワーク日本」が全国各地で開催されている臨床倫理セミナーのことを教えていただき、「これはうちの病院でもやらなければ！」と感じて、石垣先生を通じ、清水哲郎先生、会田薫子先生などのご協力を仰いでスタートし

ました。

　地域包括ケアが叫ばれる時代、一病院だけで行っても効果が薄いのではと考え、地域の連携病院である諏訪赤十字病院に声をかけたところ、「ぜひ」とのうれしいお返事をいただき活動をスタートさせることができました。さらに、近隣の中小病院、介護・福祉関係者にも声をかけて参加してもらうようにしました。特に高齢の患者さんの場合、当院だけで治療が完結するわけではありません。他の病院への転院、あるいは介護保険施設、あるいは在宅療養など、環境を変えて治療を続けることが一般的です。そのため、諏訪地域の医療職、介護・福祉関係者が集い、関係性を深めるとともに、同じ意識をもつための場としたかったのです。

　2016年7月、記念すべき第1回の臨床倫理セミナーを、当院を会場として開催することができました。以降、昨年はコロナ禍でリモートの実施となりましたが、毎年、当院と諏訪赤十字病院とで交互に会場を提供する形で続けています。これまでの足跡を**表1**にまとめました。

　臨床倫理セミナーの内容は、他の地域で先生方が行われているものと同様に午前研修で倫理的意思決定について学び、午後に事例検討とグループワーク、グループワークの発表の後に石垣靖子先生のお話を伺うという形です。ここ2年は、事例検討会でファシリテーションを担える人材の育成を目指し、先生方の勧めもあってアドバンストコースを追加し、人材の育成にも力を入れています。臨床現場でファシリテートできる人材を育て、日々のカンファレンスのなかで事例検討をできる組織をつくりたいと思っていたので、うれしいお申し出でした。

病棟でのカンファレンスが増えた

　これは臨床倫理セミナーを続けてきた効果だと思いますが、病院でのカンファレンスの開催が増えています。病棟でなにかモヤモヤする事例があったり、患者さん・ご家族が治療方針の決定に迷われているようなケースがあれば、看護師だけでなく患者さん・利用者さんにかかわる多職種が集まってカン

表1 臨床倫理セミナーの歩み

開催年月	開催場所	参加人数	事例
2016年7月	諏訪中央病院	123名	・がん末期、腎不全の状態、透析や化学療法などの治療方針決定 ・頸髄損傷による意識障害、呼吸機能障害、四肢麻痺の状態、現代の医療の仕組み、療養場所の選定
2017年8月	諏訪赤十字病院	111名	・腎不全、医療を受けず長期間放置、今後の透析など治療方針の決定 ・アルツハイマー型認知症、周辺症状も強く、医療者の対応などが困難
2018年9月	諏訪中央病院	96名	・脳梗塞後上下肢麻痺、認知機能低下による転倒頻回・退院後の方針決定 ・心アミロイドーシス治療、家族患者の退院方針の不一致
2019年10月	諏訪赤十字病院	89名	・透析患者ががんを発症、疼痛緩和と透析の継続 ・大腿骨頸部骨折術後経口摂取困難による胃ろう造設
2020年10月	諏訪中央病院（3名講師・諏訪赤十字病院・当院でリモートで実施）	73名	・胃がんと肝転移 PCU で療養、死への恐怖飲酒の希望と転棟のリスク、療養場所の選定 ・頭部外傷と脳梗塞後遺症による入院、コロナ禍での面会制限による弊害と退院場所の調整

ファレンスをもちます。その際には、先生方が開発された「臨床倫理検討シート」を活用します。「患者さんはどのような人生を生きてこられたのだろうか」「ご家族の思いはどのようなものなのだろうか」そうした視点をもって事例検討ができるようになってきたと感じています。

◆ 看護部倫理委員会を設置

　昨年度からは、さらに事例検討の力の向上を目的に、看護部に倫理委員会を設置しました。倫理委員会は、1か月に一度、委員たちが各部署での事例検討のなかから学びになりそうなものをピックアップして、委員会で報告します。

このような事例があり、このようなカンファレンスで検討したということを委員会のなかで共有し、さらに委員会のメンバーで深めた事例検討を行います。そして、委員は自分の部署に戻ると、委員会での学びをフィードバックします。各部署で行った事例検討を共有し、深めることによって委員会のメンバーのスキルや倫理的感受性が磨かれる場になっていると感じます。

　なぜこうした二重構造になっているかというと、同じ部署の患者さんにかかわるスタッフだけで事例検討をしていると、気がつかず視野がせばまってしまうことがあるからです。同じ事例をほかの病棟のメンバーで検討すると異なる見方ができ、「もっとこのようなことを考えなくてはならなかった」「この患者さんには、こんな側面もあるのでは」と気づかされたり、指摘されたり、そんな効果があります。こうした例を見聞きすると、委員会を置いてよかったと感じます。

　倫理委員会という名称からは、当病院での倫理面の学びの牽引役という印象を受ける向きもあるかもしれませんが、委員会で引っ張っていくというよりも、各部署での事例検討へのモチベーションを高めるために、各病棟、各部署から委員役を選出して委員会を構成しています。

　こうした委員会の成り立ちには、次のような背景原因がありました。これはおそらくどこの病院でも同様の悩みがあると思いますが、事例検討を普及させたいと思って取組を始めたものの、ある病棟では積極的に事例検討を開催するが、ある病棟ではあまり開くことがないという、意識の差が目立つようになってきました。しかし、どこの病棟でもモヤモヤした思いを抱えていたり、ジレンマに直面しているスタッフがいるはずです。たとえば、認知症があって転倒のリスクが高いため抑制せざるを得ない——このようなケースは、珍しいものではありません。どこの病棟であっても、こうした日々直面する悩みを、すぐにカンファレンスを開いて解決の手がかりを得るように組織としたい、そんな思いもあって倫理委員会を設置したのです。

　病棟のカンファレンスは、看護師だけでなく医師やリハビリスタッフ、ケースワーカーなども参加して多職種で行いますが、倫理委員会は看護師だけで

行っています。ここに多職種に入ってもらい、病院のさまざまな職種の倫理的感受性を高めるような委員会とすることが今後の目標です。

◆ 臨床倫理検討シートを使うことで事例検討がスムーズに

　臨床倫理セミナーの開催、倫理委員会の活動を続けてきてよかったと感じることはさまざまな面でありますが、まず、あげるとすれば、臨床現場で倫理検討シート（78ページ）を使えるようになってきたことです。このシートを使うことで、視点や思考の道筋を揃えることができるため検討をスムーズに行うことができます。そしてもうひとつ、看護師長たちがカンファレンスや事例検討の大切さを理解してくれ、各部署でカンファレンスがタイムリーに開かれるようになったことです。「こんなケースがあって、カンファレンスを行いました」という報告を受けることもあり、看護部長としてうれしさを感じます。

　カンファレンスは、参加者の時間調整を行う程度で、必要があればすぐに開くことを重視しています。たとえば、「患者Aさんが家に帰りたいと希望しているが、家族が家では面倒をみられないと拒否しているので、どう対応するか考えたい」などと声をかけて、病棟のカンファレンスルームに集まって、時間をかけず開くようなケースがほとんどです。カンファレンスは看護師が呼びかけることもあれば、ケースワーカーが開くこともあります。

　患者さんのご家族や、退院後に担当ケアマネジャーに参加していただいてのカンファレンスを開くこともありますが、外部の関係者の参加意識も高く、地域的にもそうした意識が醸成されているように思います。これも臨床倫理セミナーを続けてきた結果ではないかと考えています。

 苦労したことと工夫したこと

　多職種の参加の難しさは、ほかの病院から聞くことがありますが、その点では苦労したという印象はありません。ほかの病院から移ってきた医師から「多職種が参加しているのですね」と驚くように言われることもありますが、当院は小さな病院から大きくなっていったという歴史があり、もともと職種間の垣

根が低く、も多職種での研修などごく普通に行われていました。土台としてそうした組織文化があったため、多職種でカンファレンスを行う、事例を検討することは拒否反応もなくスムーズでした。

　一方で矛盾するようですが、臨床倫理セミナーを始めたころは、看護師以外に参加してもらうのに少々苦労しました。というのも、「倫理セミナー」と銘打つと、どうしても堅い印象を持たれてしまい、参加するにはハードルの高い研修と思われがちです。しかし、看護倫理ではなく"臨床"倫理ですから、多職種にも、とりわけ医師の参加は必須と考えていました。そのため、研修医教育担当の医師に依頼して、ぜひ初期研修医は参加してほしいなどとお願いしたりと、病院全体へのアナウンスやアピールには力を入れました。また、臨床倫理セミナーでは事例検討会を行いますが、看護師からの事例ばかりでは院内に浸透しないと思い、医師やケースワーカーの事例提供者を探すのにも苦労しました。現在は、こうした苦労の甲斐あってか多職種の参加も事例提出も苦労することは少なくなりました。

カギは主任、師長の存在

　院内に臨床倫理や事例検討を普及させるための工夫として、臨床倫理セミナーとは別に、年に数回という頻度で、主任や看護師長を対象とした倫理検討シートを使った事例検討会などを行いました（表2）。現場のスタッフを育てるのは主任や師長ですし、倫理的判断に困っているスタッフの姿を目の当たりにするのも主任や師長です。まず主任や師長が理解していないと事例検討は広まらないし、師長の倫理的感受性が高まらないとスタッフの感性も変わらないと考えてのことです。

　また、倫理とは日常からかけ離れた形而上的なものではなく、身近な事柄であることを感じてもらうためにも、看護学校で哲学の講義をしている当院の濵口實名誉院長に協力してもらい哲学カフェを開催したこともあります。テーマは難しいものではなく、幸せとは・家族とはなにかなど、誰でも自分なりに考え・意見を述べることができるものです。思った以上に豊かな話し合いがで

表2 看護師の倫理的感受性を高めるために実施した研修

	テーマ・目的	内容	対象
2008～2012	倫理事例を通して倫理的問題に対する感受性を養い、看護実践に活かす	1、看護実践の中にある倫理的問題に気付き、振り返る　2、「看護者としての倫理綱領」を理解する　3、倫理的問題に気付き、事例として提出する	全看護職員
2009～	リフレクションについて学ぶ	部下への教育的アプローチ、看護をリフレクション	師長・主任
2011～2012	倫理的問題事例を客観的な分析方法を学ぶ	看護倫理 倫理事例を分析する方法をしり、（4分割法を活用）部署での倫理事例の問題解決に活用できる	師長・主任
2013～2017	倫理的感受性を養う。「尊厳」についても考える。	尊厳を大切にしたエンゼルケアを実践。亡くなっていく人や取り巻く家族の理解	全看護職員
2016～	自部署のケアを振り返り、看護管理者としての倫理的感受性を高める	臨床倫理セミナーへの参加 事例を臨床倫理シートを使って検討、部署での事例カンファレンスを推進するファシリテーターとなる。	H28師長・主任 中堅看護師
2017～	哲学カフェで価値観の違いを知る	哲学カフェでお互いの意見を語り合う。 自分の考えを小論文にまとめる テーマ：（1）より少なく働くことはより良く生きることか。（2）個人の意識は、その社会の反映でしかないのか。	師長・主任
2017～2020	意思決定支援・ACPについて学ぶ。看護介護を語りあう	意思決定支援事例の検討方法を知り、部署での事例カンファレンスを推進する 高齢者のエンドオブライフ・ケア ＊臨床倫理セミナーへ参加	看護職員

き、現在は新人の多職種オリエンテーションにも導入しています。もちろん、幸せとはなにかという問いに答えはありませんが、他人の考えを否定せずに聞く、人それぞれの価値観を認めるという姿勢を育てるのに役立っていると感じます。

＊

　これまでの取り組みを振り返り、出発点であった育てたい看護師像の育成が
実現できたか、その答えはまだ出ませんが、継続していくことこそが重要です。
今後も積極的に育成に取り組んでいきたいと思います。

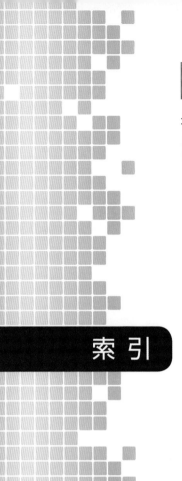

スタッフの倫理的感受性を育てる
多職種カンファレンスを進め倫理的ジレンマを解決する

看護管理者のための
臨床倫理・組織倫理入門

索 引

●読者のみなさまへ●

このたびは、本増刊をご購読いただき、誠にありがとうございました。ナーシングビジネス編集室では、今後も皆さまのお役に立つ増刊の刊行を目指してまいります。つきましては、本書に関するご感想・ご提案などがございましたら当編集室（nbusiness@medica.co.jp）までお寄せくださいますよう、お願い申し上げます。

Nursing BUSINESS　チームケア時代を拓く看護マネジメントカUPマガジン　2021年春季増刊（通巻204号）

スタッフの倫理的感受性を育てる　多職種カンファレンスを進め倫理的ジレンマを解決する

看護管理者のための　臨床倫理・組織倫理入門

2021 年 3 月 10 日発行　第 1 版第 1 刷
2023 年 8 月 10 日発行　第 1 版第 3 刷

定価（本体 2,800 円+税）

ISBN978-4-8404-7457-3
乱丁・落丁がありましたらお取り替えいたします。
無断転載を禁ず。

Printed and bound in Japan

編著　清水 哲郎
発行人　長谷川 翔
編集担当　猪俣久人／栗本安津子
編集協力　佐賀由彦
本文デザイン・DTP　三報社印刷株式会社
表紙デザイン　白井弘志

発行所　株式会社メディカ出版
　　　　〒 532-8588 大阪市淀川区宮原 3-4-30
　　　　ニッセイ新大阪ビル 16F
　　　　編集　TEL 03-5777-2288
　　　　お客様センター　TEL 0120-276-115

広告窓口／総広告代理店　株式会社メディカ・アド
　　　　TEL 03-5776-1853

URL https://www.medica.co.jp
E-mail nbusiness@medica.co.jp
印刷製本　三報社印刷株式会社